Peri-Implant Complications
A Clinical Guide to Diagnosis and Treatment

种植体周围并发症
临床诊疗指南

原　著　[加] 阿纳斯塔西娅·凯勒基斯－霍拉基斯（Anastasia Kelekis-Cholakis）

　　　　里姆·阿图特（Reem Atout）

　　　　纳德·哈姆丹（Nader Hamdan）

　　　　扬尼斯·约翰·楚鲁纳基斯（Ioannis John Tsourounakis）

主　审　逯　宜

主　译　邓　斌　裴丹丹

译　者　杜文治　胡　波　郝欢萌　雷文龙

　　　　李蕴聪　梁又德　孟雨晨　仵琳悦

　　　　席　爽　张钰晨

中国出版集团有限公司

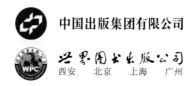
世界图书出版公司
西安　北京　上海　广州

图书在版编目（CIP）数据

种植体周围并发症：临床诊疗指南 /（加）阿纳斯塔西娅·凯勒基斯－霍拉基斯（Anastasia Kelekis-Cholakis）等著；邓斌，裴丹丹主译 . —西安：世界图书出版西安有限公司，2024.3
书名原文：Peri-Implant Complications：A Clinical Guide to Diagnosis and Treatment
ISBN 978-7-5232-1048-2

Ⅰ . ①种… Ⅱ . ①阿… ②邓… ③裴… Ⅲ . ①种植牙—口腔外科学—并发症—诊疗 Ⅳ . ① R782.120.6

中国国家版本馆 CIP 数据核字（2024）第 037834 号

书　　名	**种植体周围并发症：临床诊疗指南**	
	ZHONGZHITI ZHOUWEI BINGFAZHENG: LINCHUANG ZHENLIAO ZHINAN	
原　　著	[加] 阿纳斯塔西娅·凯勒基斯－霍拉基斯（Anastasia Kelekis-Cholakis）	
	里姆·阿图特（Reem Atout）	
	纳德·哈姆丹（Nader Hamdan）	
	扬尼斯·约翰·楚鲁纳基斯（Ioannis John Tsourounakis）	
主　　译	邓　斌　裴丹丹	
责任编辑	马元怡	
装帧设计	新纪元文化传播	
出版发行	**世界图书出版西安有限公司**	
地　　址	西安市雁塔区曲江新区汇新路 355 号	
邮　　编	710061	
电　　话	029-87214941　029-87233647（市场营销部）	
	029-87234767（总编室）	
网　　址	http://www.wpcxa.com	
邮　　箱	xast@wpcxa.com	
经　　销	新华书店	
印　　刷	陕西金和印务有限公司	
开　　本	787mm×1092mm　　1/16	
印　　张	7	
字　　数	150 千字	
版次印次	2024 年 3 月第 1 版　2024 年 3 月第 1 次印刷	
版权登记	25-2024-002	
国际书号	ISBN 978-7-5232-1048-2	
定　　价	108.00 元	

医学投稿　xastyx@163.com　‖　029-87279745　029-87285296
☆如有印装错误，请寄回本公司更换☆

译者序

近半个世纪以来，口腔种植已被证明是一种预后非常好的缺失牙修复治疗方式，其需求和应用呈指数级增长；相应地，种植体周围生物并发症的范围和发生率也出现了持续增长。这是口腔医护团队现在和将来必须面对的问题，也是令我们担忧的问题。因此，学习了解有关种植体周围组织的生物学特征及修复体负重后周围组织发生的变化是非常重要的。诊断、治疗和预防种植体周围疾病是我们的责任。

Anastasia Kelekis-Cholakis、Reem Atout、Nader Hamdan、Ioannis John Tsourounakis四位学者基于丰富的科学循证证据合著了《种植体周围并发症：临床诊疗指南》一书，为我们提供了一个全面的关于种植体周围疾病的回顾。该书详细介绍了天然牙与种植体的相似点和不同点，分析了种植体周围软组织不足的原因，总结了预防和治疗的策略，详尽阐述了种植体周围黏膜炎和硬组织并发症/种植体周围炎的病因、诊断、菌斑控制、手术治疗或非手术治疗等专业方案。本书为我们提供了种植体长期维护的临床指南。在这个领域，每位口腔医生都应该系统地了解种植的生物学原理，精准地掌握治疗策略，真正为广大患者的种植修复长期成功保驾护航。

我们相信本书的出版对广大口腔医护人员都有所裨益。我们在翻译的过程中尽力遵循原著，但是由于水平有限，难免有不足之处，敬请各位读者谅解并批评指正。最后，谨以此书感谢逯宜教授团队、苏媛博士、王磊医生、郑园医生及出版社马元怡老师的支持和帮助。

邓斌

2024 年 2 月于深圳

前　言

随着以恢复功能和美观为目的的口腔种植修复病例的日益增多，口腔医疗团队将会更频繁地遇到种植体周围病。此外，考虑到治疗人群的寿命不断延长，生物材料和种植体设计的同步发展，种植体的使用寿命也有望延长。因此，诊断、治疗和预防种植体周围病是口腔医疗团队义不容辞的责任。

本临床指南致力于解决加载后的种植体周围软组织和硬组织的生物学并发症发生。每章都讨论了每种疾病的病因、诊断和治疗方法。根据目前的科学证据，对这些疾病发展的可能风险指标进行了评估。

本书适合推荐给从事种植体维护的口腔医护工作者阅读。本书是一本全面、简明的种植体周围病的综述，为口腔医生在长期维护种植体的临床实践中提供了一个指南。

Anastasia Kelekis-Cholakis　　　　Winnipeg, MB, Canada

Reem Atout　　　　Winnipeg, MB, Canada

Nader Hamdan　　　　Halifax, NS, Canada

Ioannis John Tsourounakis　　　　Winnipeg, MB, Canada

目 录

第 4 章　种植体周围炎

第 1 章

天然牙与种植体的基本知识：相似点和不同点

1.1　定　义

阅读本书时读者会遇到很多术语，为了清晰起见，下面先列出源自美国牙周病学会（American Academy of Periodontology, AAP）牙周术语表的一些重要定义[1]：

·种植体周围黏膜炎（peri-implant mucositis）：炎症仅局限于种植体周围的黏膜而无支持骨丧失。

·种植体周围炎（peri-implantitis）：发生在种植体周围的炎症过程，包括软组织的炎症和支持骨丧失。

·生物型（biotype）：天然牙或种植体周围的软、硬组织的厚度或宽度。

·骨结合（osseointegration）：在光学显微镜下观察可见种植体与活体骨组织之间的直接接触。

·纤维 – 骨结合（fibro-osseous integration）：存在于种植体和骨之间的健康致密的胶原组织，也称为纤维骨性结合。

·口腔种植体（implant, oral）：植入在牙槽突和（或）基骨内的根状种植体，利用垂直向进入骨内的长度获得支持，并借此支持义齿或其他修复件。大多数口腔种植体是钛植体，其形状可以是圆柱形、锥形。

·种植固位钉（implant fixture）：种植体的同义词，尤指骨内种植体。

·种植体基台（implant abutment）：种植体系统中连接种植体和固定义齿或其他构件的部分。

·覆盖义齿（overdenture）：由软组织和保留的牙根或种植体支持的一种全口义齿或可摘局部义齿。软组织和保留的牙根或种植体可以增强义齿的支持、固位与稳定，同时可以减缓牙槽嵴的吸收。

·退缩（recession）：边缘软组织向天然牙的釉牙骨质界或种植体平台的根方退缩。

·生物学宽度（biologic width）：牙槽嵴顶与龈沟底或袋底之间的软组织宽度，包括结缔组织附着和上皮附着。

·咬合创伤（occlusal trauma）：由于生理或功能异常的咬合力超出牙周组织的适应能力，从而引起的附着组织内的损伤。

·超声骨刀手术（piezoelectric surgery）：通过在多晶体上施加电磁力而产生微振动的装置进行手术；产生微振动的金属尖端接触骨组织可进行骨切除术和骨成形术。

·种植体周围黏膜炎是炎症仅局限于种植体周围软组织的可逆性疾病。

·种植周围炎包括软组织炎症和支持骨丧失，为不可逆性性疾病。

1.2 流行病学

根据不同的研究报道，种植体周围病的患病率为 5% ~63.4% [2]。不同研究报道的患病率不同，其原因与研究者所采用的研究设计，种植体周围病的定义（骨丧失阈值），患者群体大小和其他因素有关。

更加清晰的认识种植体周围病，并采用统一的诊断标准将有助于减少不同研究所报道的种植体周围黏膜炎和种植体周围炎患病率的差异性。

1.3 种植体周围病的分类

制定种植体周围病的分类体系是非常必要的，这将有助于医疗专业人员准确评估患病率，提供明确的诊断和预后评估，还能改善医疗专业人员与研究人员之间的沟通。但遗憾的是，就本书作者所知，迄今为止还没有对某个种植体周围病的分类体系达成共识，相应地也缺乏明确的诊断标准以及种植体周围病的管理方案。

本节将讨论其中两种种植体周围病的分类体系：

·第一种分类体系是由 Froum 与 Rosen 提出的[3]，即根据种植体周围探诊出血（BOP）和（或）溢脓、探诊深度（PD）和影像学骨丧失的严重程度将种植体周围炎分为早期、中期和晚期（表 1.1、图 1.1~ 图 1.3）。

表 1.1 Froum 与 Rosen 提出的种植体周围炎分类 [3]

分期	定义
早期	PD ≥ 4mm，探诊出血和（或）溢脓 [a]
	骨丧失 < 种植体长度的 25% [b]
中期	PD ≥ 6mm 探诊出血和（或）溢脓 [a]
	骨丧失为种植体长度的 25%~50% [b]
晚期	PD ≥ 8mm 探诊出血和（或）溢脓 [a]
	骨丧失 > 种植体长度的 50% [b]

a. 记录种植体两个或两个以上位点
b. 测量种植体开始负重至当前的 X 线片。如果没有，应使用种植体负重后可获得的最早的 X 线片

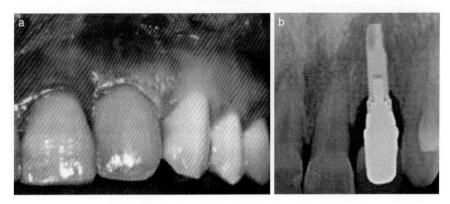

图1.1 Froum和Rosen分类体系提出的早期种植体周围炎[3]。a.左侧上颌侧切牙区早期种植体周围炎的临床照片。注意发炎的组织及渗出（Froum和Rosen提供[3]）；b.左侧上颌侧切牙区早期种植体周围炎的放射影像，骨丧失未超过种植体长度的25%（Froum和Rosen提供[3]）

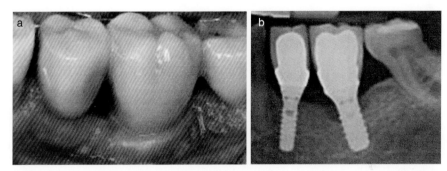

图1.2 Froum和Rosen分类体系提出的中期种植体周围炎[3]。a.左侧下颌第一磨牙区种植体的临床照片。注意组织渗出（Froum和Rosen提供[3]）。b.左侧下颌第一磨牙区中期种植体周围炎的放射影像，种植体近、远中骨丧失达种植体长度的25%~50%（Froum和Rosen提供[3]）

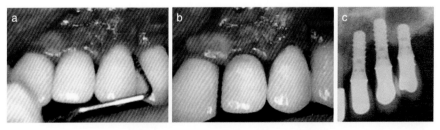

图1.3 Froum和Rosen分类体系提出的晚期种植体周围炎[3]。a.左侧上颌尖牙区种植体远中的临床探诊深度为8 mm（Froum和Rosen提供[3]）；b.取出探针后15s观察到探诊出血（Froum和Rosen提供[3]）；c.左侧上颌尖牙区晚期种植体周围炎的放射影像，种植体周骨丧失超过种植体长度的50%（Froum和Rosen提供[3]）

·第二种分类体系是由 Ata-Ali 等人根据疾病的严重程度提出的种植体周围黏膜炎和种植体周围炎的分类[4]。结合种植体周临床和影像学参数将疾病进行分期（0A 期和0B 期：种植体周围黏膜炎；1 至 4 期：种植体周围炎）（表 1.2 和表 1.3）。

表 1.2　Ata-Ali 提出的种植体周围黏膜炎分类[4]

分期	定义
0A 期	PPD ≤ 4mm 和 BOP 和（或）SUP，愈合期间初期骨改建后没有支持骨丧失
0B 期	PPD > 4mm 和 BOP 和（或）SUP，愈合期间初期骨改建后没有支持骨丧失

PPD（probing pocket depth），探诊深度；BOP（bleeding on probing），探诊出血；SUP（suppuration），溢脓

表 1.3　Ata-Ali 提出的种植体周围炎分类[4]

分期	定义
Ⅰ 期	BOP 和（或）SUP，骨改建后骨丧失 ≤ 3 mm
Ⅱ 期	BOP 和（或）SUP，骨改建后骨丧失大于 3 mm，小于 5 mm
Ⅲ 期	BOP 和（或）SUP，骨改建后骨丧失 ≥ 5 mm
Ⅳ 期	BOP 和（或）SUP，骨改建后骨丧失超过种植体长度[a] 的 50%

a. 根据种植体长度的指标，若种植体周围炎可同时归属于不同分期，则应选最晚期阶段

目前尚没有种植体周围病的统一分类。

1.4　种植体周围黏膜炎与种植体周围炎

1.4.1　种植体周围黏膜炎

·已经证明种植体周围病的疾病进展与牙周病类似，种植体周围黏膜炎也类似于牙龈炎。种植体周围黏膜炎有发展为种植体周围炎的可能，因为牙龈炎可能会发展为牙周炎[5-6]。

·与牙周病类似，钛表面的菌斑聚集和生物膜形成是种植体周围病发生发展的重要原因[7-9]。

·可引起重度慢性牙周炎的革兰氏阴性菌与种植体周围病有关[5-6,10-11]。

·经过有效治疗，种植体周围黏膜炎可逆转至健康状态[5,6]。

·与天然牙相比，种植体周围的上皮封闭有相似的功能但作用相对较弱[12]。

·天然牙和种植体的结构差异似乎并不影响细菌感染所引起的宿主反应[13-14]。

治疗种植体周围黏膜炎的首要目的是去除种植体表面的生物膜。在大部分情况下，种植体周围黏膜炎经过有效治疗可逆转至健康状态。

1.4.2　种植体周围炎

· 种植体周围炎与牙周炎类似，是大量的细菌感染后所导致的破坏性宿主免疫反应。

· 研究表明，种植体周围炎和牙周炎的人体组织活检结果有许多共同特征[13,15]。

· 种植体周围炎与牙周炎的菌群组成相似。此外，金黄色葡萄球菌也可能是引起种植体周围炎的重要病原体[13,16-17]。

· 炎症细胞浸润种植体周袋内上皮邻近的结缔组织，且主要为 B- 淋巴细胞和浆细胞。种植体周围炎和牙周炎表达上调的标记物相似，包括促炎细胞因子，如白介素（IL）-1、IL-6、IL-8、IL-12 和肿瘤坏死因子（TNF）- α[18-19]。

· 尽管天然牙和种植体之间有许多相似之处，但种植体周围炎与牙周炎的疾病进展速度和严重程度可能存在显著差异。通过在人体和狗的种植体和天然牙表面持续形成菌斑，实验结果发现种植体周围黏膜的炎性细胞浸润更加严重。实验性种植体周围炎和牙周炎模型相比，种植体周围炎牙周组织破坏的临床症状和影像学表现更为明显。此外，种植体周围炎的结缔组织中炎性细胞浸润范围更大，接近种植体周围的牙槽骨[13,20-23]。这可能与天然牙和种植体周围胶原纤维的排列方向和埋入方式不同有关[22]。

· 所有的种植体植入后，种植体周组织似乎都易患种植体周围炎[24-25]。

尽管牙周炎和种植体周围炎在细菌病因学和免疫宿主反应方面有相似之处，但种植体周围炎的进展速度更快，骨丧失更为明显。这可能与种植体和天然牙周围胶原纤维的排列方向和埋入方式不同有关。

早期诊断和早期干预，消除菌斑生物膜和控制其他危险因素是预防种植体周围炎最有效的方法。

1.5　天然牙与种植体

种植体与天然牙在微观和宏观水平上存在许多差异。表 1.4 和图 1.4 总结了其中的一些差异。

许多文献和书籍都报道了种植体周围组织与天然牙周围组织之间的相似性和差异性。我们鼓励读者查阅已发表的文献，包括最近的一篇题为 "*Peri-Implant and Periodontal Tissues： A Review of Differences and Similarities*" 的综述[26]。本节的部分内容改编自这篇综述。

1.5.1 种植体及天然牙周围的软组织

·种植体与天然牙周软组织的解剖学和组织学结构相似，包括角化的口腔上皮、非角化的沟内上皮及下方的结缔组织。

与天然牙相似，种植体周组织的结合上皮通过半桥粒和基底板附着于种植体/基台表面[27]。结合上皮附着和结缔组织附着的联合宽度通常被称为"生物学宽度（biologic width）"。Gargiulo 等人的早期研究认为牙周生物学宽度的平均值为 2.04mm[28]。但是，最近的一篇系统性综述发现由于个体内和个体间差异较大（受试者的样本测量值为 0.2~6.73 mm），牙周生物学宽度没有统一的测量值[87]。

·一项人体组织学研究发现，种植体周围软组织的封闭宽度为 4~4.5mm[88]。种植体周结合上皮附着和结缔组织附着比天然牙周的"生物学宽度"多 1.5mm[89]。

·牙槽嵴顶与龈袋底之间的保护性距离应始终恒定，并保证一定的宽度以避免牙

表 1.4 天然牙与种植体微观和宏观层面上的差异

	天然牙	种植体
牙周纤维	埋入天然牙牙根表面的牙骨质；13 组	平行于种植体和（或）基台的表面排列；2 组
结合方式	牙周韧带	骨性结合
结缔组织	胶原纤维含量相对较少；细胞成分较多；血管多	胶原纤维含量相对较高；成纤维细胞成分少，类似瘢痕组织；血管少
牙龈的血供	三种不同来源（骨膜上、牙周韧带以及牙槽间隔）	两种不同来源（主要源于骨膜上血管及少量骨组织中的血管）
牙周膜间隙	存在	缺失
抵抗机械性和微生物性刺激的能力	抵抗能力强	抵抗能力弱
生物学宽度（BW）	JE：0.97~1.14 mm	JE：1.88 mm
	CT：0.77~1.07 mm	CT：1.05 mm
	BW：2.04~2.91 mm	BW：3.08 mm
龈沟深度	健康者 ≤ 3mm	由于多种因素可能 >3mm
本体感受	牙周膜的机械感受器	骨感知
触觉敏感度	高	低
轴向移位	25~100 μm	3~5 μm
施加侧向力时的受力支点	根尖三分之一	牙槽嵴
压力缓冲	压力吸收，分散	压力集中于牙槽嵴

BW（biologic width）：生物学宽度；CT（connective tissue）：结缔组织；JE（epithelial attachment）：结合上皮。改编自不同来源，主要引自 Tokmakidis 等[85] 和 Ramoglu 等[86]

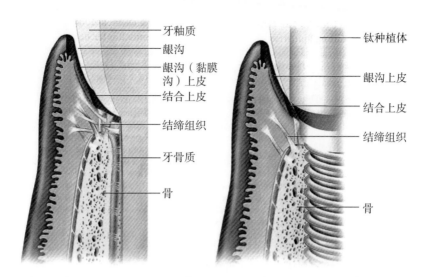

牙釉质
龈沟
龈沟（黏膜沟）上皮
结合上皮
结缔组织
牙骨质
骨

钛种植体
龈沟上皮
结合上皮
结缔组织
骨

图1.4　天然牙和种植体周围软、硬组织示意图。a. 天然牙周围的软硬组织解剖结构展示了骨支持、牙周韧带；牙槽嵴上方有结缔组织纤维插入牙本质；长结合上皮附着；龈沟内衬龈沟上皮；牙龈外表面为口腔牙龈上皮。b. 种植体周围软、硬组织的解剖结构与天然牙存在相似性和差异性。骨与种植体表面直接接触，其间没有任何介入的软组织（即没有牙周韧带）。牙槽骨上方的结缔组织区内纤维与种植体表面平行排列；长结合上皮附着，龈沟或称黏膜沟内衬沟内上皮，软组织外表面为口腔牙龈上皮或黏膜上皮（摘自 Rose LF, Mealey BL. Periodontics： Medicine, surgery, and implants. St. Louis： Mosby，2004）

周的骨丧失。如果由于某种原因，比如修复体边缘进入龈沟过深破坏了生物学宽度，那么这颗牙齿周围的牙槽骨会出现适应性吸收以减轻有害刺激的影响。同样的原理也适用于种植体，种植体周围生物学宽度的破坏可能是早期牙槽骨丧失的原因之一[29]。

· 种植体植入后，快速移动的上皮细胞向根方迁移至种植体表面，并通过基底板和半桥粒快速附着[30]。另一种可能的附着方式是上皮细胞与种植体间接接触[31]，这与软组织翻瓣和愈合后牙齿周围的情况非常相似。

· 人类研究表明，种植体周围的上皮细胞具有与牙龈组织上皮细胞相似的分化模式和功能[32]。但是，是什么阻止了上皮细胞在种植体表面进一步根方迁移？附着在黏膜表面的肉芽组织被认为是阻止上皮细胞根方迁移的主要因素[33]。Berglundh 推测这很可能与钛表面和软组织的相互作用有关[34]。

· 当种植体植入骨后，会经历以下过程。

– 种植体表面纤维蛋白凝块的形成与黏附。

– 纤维蛋白凝块附着至种植体表面，细胞外基质（ECM）蛋白和结缔组织细胞可借助纤维蛋白凝块附着于种植体表面。

– 纤维蛋白凝块转化为肉芽组织，上皮细胞在纤维蛋白凝块/肉芽组织的顶端迁移[35]。

· 种植体表面的结缔组织主要分为两个部分。

– 第一部分是 50μm 的种植体周内层区，富含纤维，类似瘢痕组织，内含几个散在的成纤维细胞与钛表面紧密接触。该区域形成种植体周围的生物封闭以隔离口腔环境 [36-37]。

– 剩余的结缔组织由细胞、血管及不同排列方向的纤维组成 [37]。从 TiO_2 表面约 20nm 宽的蛋白聚糖层分离出了结缔组织细胞和胶原纤维束 [38]。

> 应充分重视并维持种植体周的"生物学宽度"，以减少早期骨丧失。

1.5.2　纤维排列

· 天然牙的非角化结合上皮通过基底板和半桥粒整个附着于牙釉质表面。与此相反，种植体周上皮仅附着于种植体表面的冠方区域。

· 人体研究表明，种植体周围纤维与种植体表面平行排列 [39]。但是，其他几位研究者也发现了不同方向排列的纤维。多孔种植体表面的胶原纤维可垂直嵌入 [40-41]。纤维的排列方向似乎与黏膜的性质有关：纤维在牙槽黏膜中平行排列，在角化黏膜中垂直排列。天然牙中，纤维垂直插入牙骨质。

· 除了纤维的排列外，天然牙与种植体基台周围的结缔组织也存在显著差异。牙龈胶原纤维束垂直或斜向插入牙骨质和牙槽骨，有阻止上皮向根方迁移和阻止细菌入侵的屏障作用 [42]。种植体周附着的结缔组织较牙周结缔组织抵抗机械性刺激的能力弱 [43]。天然牙周的结缔组织通常细胞丰富，防御能力强，所以这在一定程度上解释了为何种植体周围炎的进展速度更快。

· 由于种植体周围组织血管化不足及胶原纤维平行排列，所以种植体周围组织比牙周组织更容易发生炎症破坏。这种现象可被免疫组织化学证实：种植体周围组织炎性浸润时，一氧化氮、血管内皮生长因子（VEGF）、淋巴细胞、白细胞和 Ki-67 均增加 [44]。此外，与牙周炎相似，种植体周围病病灶中基质金属蛋白酶（MMP），如 MMP-8 的水平增加至 97.1%，后者可用于种植体周围病的诊断 [45-47]。

· 天然牙周的牙槽骨、牙周韧带和牙骨质之间存在弹性连接。由于缺乏牙周韧带，种植体表面以功能性骨连接/骨性结合（骨整合）的方式与周围骨组织刚性连接。这种刚性连接在某种程度上导致载荷直接传递到骨–种植体界面。种植体也没有代偿性的牙齿移动来适应咬合错乱。

· 缺乏牙周韧带也阻碍了种植体应用于正处于生长发育中的个体。

· 牙周韧带的适应能力允许正畸牙齿移动，但是种植体不能移动。

· 牙周韧带内存在高度敏感的受体负责牙周的本体感受和触觉敏感。牙周韧带的缺失导致种植体周围的触觉感受和反射功能下降 [48]。

由于种植体周围组织血管化不足及胶原纤维平行排列，种植体周围组织比牙周组织更容易发生炎症破坏。

1.5.3　牙周探诊

· 牙周探诊是用于检测临床附着水平（CAL）、牙周袋深度（PD）和附着龈宽度的基本检查方法[1]。

· 探诊深度是指龈缘与探针尖端所探到的牙周袋底之间的距离[49]。

· 牙周病的重要特征是牙周探诊深度增加，同时出现临床附着丧失[50]。

· 种植体周围探诊可用于评估临床参数，如探诊出血和溢脓，种植体周组织与龈沟的渗出[40]。

· 研究表明，当探诊压力为 0.5N 时，种植体周围的平均穿透深度为 0.7mm[51]。因为探针尖端将穿透结合上皮进入接近牙槽嵴的结缔组织，所以种植体周围的临床探诊深度要比天然牙周的深[52]。因此，探诊出血可以用来准确评估天然牙周有无炎症，但用于评估种植体周围有无炎症时的可靠性降低。

在常规临床检查中，对种植体周围进行轻柔的探诊是诊断早期种植体周围病的必要手段。

1.5.4　炎性反应

· 种植体周围健康检测和疾病进展监测的诊断标准与牙周病类似。牙龈 / 黏膜组织是抵抗微生物入侵的主要防御机制。结合上皮细胞向根方迁移转化为袋内上皮细胞被认为是牙龈炎 / 种植体周围黏膜炎发展为牙周炎 / 种植体周围炎的关键。

· 种植体周围软组织的视诊检查包括色泽变化、有无肿胀、软组织厚度及探诊出血，这些临床指标可用于评估牙龈状况。视诊检查无异常者也可能存在炎性病变。

· 种植体周围龈沟是手术所致，不同于自然形成的天然牙龈沟。它的深度受到基台高度、一期手术时种植体的植入深度以及二期手术中牙龈软组织厚度等多种因素影响[37]。种植体周组织与牙周组织之间的结构差异也决定了种植体周围的探诊模式不同于天然牙周组织。

· 如前所述，种植体周组织的内层为环形包绕的胶原纤维。由于胶原纤维与种植体表面平行排列，以及缺乏结缔组织的插入，所以探诊时探针容易突破黏膜封闭而损伤下方的结缔组织[53]。

· 龈沟液（GCF）是来自牙龈组织的渗出液，种植体周围龈沟的渗出液称为种植体周围龈沟液（PISF / PICF）。牙龈健康者的龈沟液是游离龈的血清渗出物，在炎症期间，GCF 则变成牙龈血管丛的炎性渗出物。GCF 被认为是牙龈防御系统的组成部分。GCF 富含白细胞，尤其是多核白细胞（PMN），受细菌或宿主来源的趋化因子所影响。GCF 还富含来自宿主血液的生物分子，以及来自菌斑微生物的一些物质。龈沟液流（GCF flow）的形成需要炎症中的能够产生渗透梯度的物质作为引发剂。目前已发现约 65 种不同的可诱发感染的蛋白酶以及它们的抑制剂和调节剂[26]。

· 种植体周围龈沟液与 GCF 相似，来源于牙龈组织血管丛的炎性渗出物；其成分包含宿主来源的蛋白酶及其抑制剂、宿主反应调节剂和组织分解产物。种植体周围软组织发生炎症时，PISF 的量以及酶活性会增加，这也证明了 PISF 或许可以在种植体周围炎的诊断中作为一个指标。

· GCF 可以持续冲洗龈沟，释放血清中的抗菌成分，如抗体和补体酶。炎症时，龈沟液的量明显增多，可达到健康时的 30 倍。

· 天然牙和种植体周围组织的生物炎性反应很大程度上取决于它们的组织学结构。种植体周围的胶原纤维自牙槽嵴顶延伸至种植体周围黏膜顶端，胶原纤维形成致密网络，以平行的排列方式包绕种植体。相反，天然牙周围的胶原纤维垂直于牙根表面。种植体周围组织的纤维粗大，在种植体颈部呈圆形环绕。一般很难观察到纤维 – 金属表面的接触，但是还是有研究观察到钛表面有纤维的直接附着[43]。种植体牙槽嵴顶上方的结缔组织层明显厚于天然牙。天然牙周有多种胶原纤维束，向不同的方向延伸至不同的邻近结构。天然牙和种植体对损伤因素表现出不同的组织反应。实验研究采用比格犬作为动物模型，利用结扎线诱导其牙周或种植体周损伤，结果显示种植体周围的组织破坏比牙周组织更为明显。此外，种植体周围软组织损伤范围也更大，并且延伸至骨髓[21]。另一项研究观察了长期的菌斑存在和牙龈炎所引起的宿主反应，结果显示炎性细胞向根方浸润的深度在种植体周黏膜中（约 1.5 mm）大于其在天然牙周围的牙龈组织中的浸润深度（约 0.9mm）[55]。

· 组织形态学研究显示，种植体周和牙周组织中胶原、血管和浆细胞的比例相当，但种植体周组织的淋巴细胞、巨噬细胞和多核白细胞比例较低。因此，种植体周组织对阻挡炎症细胞向根方浸润迁移而言是一种较弱的生物屏障[20]。另一项研究检测了髓过氧化物酶（myeloperoxidase, MPO）和亚硝酸盐的水平作为衡量牙周炎和种植体周围炎症反应的两种分子指标，结果发现在 GCF 和 PISF 中，MPO 的水平在健康和病变部位都是稳定的，但病变部位的 PISF 亚硝酸盐水平与健康部位相比显著升高[56]。

1.5.5 生物膜

· 骨性结合种植体的穿龈基台暴露于口腔时，为细菌的定植提供了良好的表面，这将进一步导致唾液蛋白、多肽等选择性吸附至种植体，快速形成一薄层生物膜[55]。种植体表面生物膜的形成与天然牙表面生物膜的形成过程相似[57]。种植体生物膜缺乏天然牙釉质表面上常见的低分子黏蛋白，这在一定程度上可以解释为什么种植体与天然牙表面菌斑额数量和种类存在差异性[58]。但是这些差异似乎并不影响种植体表面早期生物膜的细菌组成。种植体表面生物膜的形成受种植体表面化学成分、表面粗糙度和表面自由能等性质的影响[59]。

· 许多研究检测了健康和炎症状态下天然牙和种植体周围的相关微生物群的组成和比例[5,60–61]。在一些体外实验中，典型的种植体周菌群的微生物谱揭示了金黄色葡萄球菌对钛表面较高的亲和力，这种情况在天然牙周的微生物群落中并不常见[62]。根据Salvi等人的研究结果，金黄色葡萄球菌对种植体周围炎的进展有高阳性（80%）和阴性（90%）的预测价值[63]。细菌入侵引起的宿主反应与种植系统无关[64]，而种植体周围黏膜对细菌入侵的初期宿主反应与天然牙龈相似。但是，种植体周组织的长期炎性反应比在牙龈组织的炎性反应更为明显，这将导致种植体周黏膜的炎性浸润明显向根方迁移，导致病灶扩展[57]。

· 组织病理学资料显示 B 细胞和浆细胞是种植体周围炎时软组织炎性病变中的优势细胞，表明种植体周围炎和牙周炎具有相似的病理特征。尽管种植体周围炎和牙周炎的发展相似，但这一过程的动力学可能不同[65–66]。由于天然牙的牙槽嵴上方存在完整的结缔组织可以阻隔牙周炎病变，所以炎症的骨髓浸润性一般不明显。但是由于种植体周缺乏牙槽嵴上方的结缔组织纤维，种植周围炎的病变往往进展迅速，易波及骨髓[56,67]。

· 牙周炎和种植体周围炎有相同的危险因素，如口腔卫生不良、吸烟和糖尿病史。横断面研究显示：口腔卫生不良、牙周炎病史、吸烟史、糖尿病史、饮酒史和遗传特征是种植体周围炎的危险因素[68]。

> 牙周炎和种植体周围炎具有相同的危险因素。

1.5.6　种植体周围微生物群

· 无牙颌、部分牙缺失以及牙周病病史患者的种植体上定植的微生物群各不相同。研究显示，无牙颌患者临床健康的种植体上定植的微生物群与牙周健康者牙周位点所定植的微生物群相似[69]，这表明全口牙拔除可消除口腔微生物群中的牙龈卟啉单胞菌和伴放线聚集杆菌[70]。

· 部分牙缺失患者种植体周围微生物群与天然牙周围的相似[71]。种植体植入后，微生物群会立即黏附于种植体表面，其中85%为革兰氏阳性球菌。在种植体周组织中，微生物的定植与继而引起的炎性反应可能与牙周炎发病机制的关键点相似。有文献比较了无牙颌患者和部分牙缺失患者种植体周围的微生物群，后者产黑素类杆菌的比例高、球菌和能动棒状杆菌少，牙龈卟啉单胞菌和中间普氏菌在部分牙缺失患者的种植体表面的定植率更高[72-73]。余留的天然牙可能作为牙周致病菌的主要储藏库，由此可见，余留牙的微生物状态会影响新植入的种植体的命运[74]。有牙周病病史的患者种植体表面定植的微生物群与天然牙牙周袋中定植的微生物群相似[75]，因此，对牙周炎的易感性可导致较高的种植体周围炎的患病风险。有几篇综述报道了将牙周炎治疗史作为评估种植体预后的风险指标，其结果具有统计学意义[17,76-77]。Zitzmann等人对有牙周炎病史患者的种植体周围炎的发生率进行了量化分析，结果发现其发病率几乎是无牙周炎病史患者的6倍[2]。

行种植术前应控制活动期牙周炎。

有牙周病病史的患者种植体表面定植的微生物群与天然牙牙周袋中定植的微生物群本质相似。

1.5.7　愈　合

·种植体周围组织的愈合过程与天然牙周组织不同。和天然牙相比，种植体周围血供较差[78]。在种植体植入后，组织的修复需要受损区的血管生长，完整的愈合过程需要血管提供氧气和营养，并移除细胞碎片[79]。

·据Berglundh报道，翻瓣后种植体的植入会导致结合上皮和边缘骨之间血供不足[34]。Ericcson认为种植体周围黏膜的血供不足可能导致由菌斑微生物引起的炎症广泛进展[55]。

·天然牙存在时，骨的血供主要来源于3个方面：牙周韧带、骨膜上方的结缔组织及骨骼内部，但是天然牙一旦缺失就会丧失来自牙周韧带的血供。与骨髓相比，皮质骨只有少量血管穿通，血管化不良。种植体植入时进行软组织翻瓣会导致骨膜上方结缔组织来源的血供丧失，只留下血管化不良的皮质骨，此时牙槽骨的血供很少或没有血供，会导致愈合初期阶段的骨吸收[54,80,82]。采用不翻瓣术可保持骨膜和血管的完整，临床上可长达4年不发生明显的牙槽骨吸收[90]。Vlahović等人通过猪实验得出结论：与传统翻瓣术相比，不翻瓣术可使术后骨的炎性反应降至最低[91]。此外，组织损伤的范围会影响愈合的速度和质量，故而不翻瓣种植技术手术时间缩短，疼痛减轻，相关镇痛药物的使用和大多数种植术后典型并发症的发生减少，术后愈合快[81,92-93]。但是，不翻瓣术的主要缺点是它是一种"盲"（非直视）手术技术。然而，近年来在口腔种植领域广泛应用的三维影像学测量，以及基于这些影像学数据制作手术导板的方法提高了手术定位的准确性[91,94-96]。

· 由于牙周炎和种植体周围炎病因相似，所以治疗方法也相似，即抗感染治疗。研究表明牙周治疗的长期效果是可观的，且在种植体植入前对牙周病进行成功的控制和治疗是必要的[83]，因为现有牙周的致病菌可能会定植在种植体表面。牙周治疗主要包括牙根表面的机械清创（机械除菌），种植体周围炎的治疗则主要包括种植体的表面除菌。除了表面粗糙度和结构，钛植体表面的固有特点导致仅使用机械清创不能达到理想的除菌目的。动物实验表明没有最佳的种植体表面清创方法[84]。

> 除了表面粗糙度和结构，钛植体表面的固有特点将导致仅使用机械清创不能达到理想的除菌目的。动物实验表明没有最佳的种植体表面清创方法。

1.6 小 结

· 种植体周围黏膜炎是炎症仅局限于种植体周围软组织的可逆性疾病。

· 种植体周围炎包括软组织炎症和支持骨丧失，为不可逆性性疾病。

· 目前尚没有种植体周围炎的统一分类。

· 治疗种植体周围黏膜炎的首要目的是去除种植体表面的生物膜。在大部分情况下，种植体周围黏膜炎经过有效治疗可恢复至健康状态。

· 尽管牙周炎和种植体周围炎在细菌病因学和免疫宿主反应方面有相似之处，但种植体周围炎的进展速度更快，骨丧失更为明显。这可能与种植体和天然牙周围胶原纤维的排列方向和埋入方式不同有关。

· 早期诊断和早期干预，消除菌斑生物膜和控制其他危险因素是预防种植体周围病最有效的方法。

· 应充分重视并维持种植体周的"生物学宽度"，以减少早期骨丧失。

· 由于种植体周围组织血管化不足及胶原纤维平行排列，所以种植体周围组织比牙周组织更容易发生炎症破坏。

· 在常规临床检查中，对种植体周进行轻柔的探诊是诊断早期种植体周围病的必要手段。

· 牙周炎和种植体周围炎具有相同的危险因素。

· 行种植术前应控制活动期牙周炎。

· 有牙周病史的患者种植体表面定植的微生物群与天然牙牙周袋中定植的微生物群本质相似。

· 除了表面粗糙度和结构，钛植体表面的固有特点将导致仅使用机械清创不能达到理想的除菌目的。动物实验表明没有最佳的种植体表面清创方法。

参考文献

[1] Periodontology AAo. Glossary of periodontal terms: American Academy of Periodontology, 2001.

[2] Smeets R, Henningsen A, Jung O, et al. Deinition, etiology, prevention and treatment of peri-implantitis—a review. Head Face Med, 2014, 10:1.

[3] Froum SJ, Rosen PS. A proposed classification for peri-implantitis. Int J Periodontics and Restorative Dentistry. 2012;32:533.

[4] Ata-Ali J, Ata-Ali F, Bagan L. A classification proposal for peri-implant mucositis and peri-implantitis: a critical update. The Open Dentistry J, 2015,9.

[5] Pontoriero R, Tonelli M, Carnevale G, et al. Experimentally inducedperi-implant mucositis. A clinical study in humans. Clin Oral Implants Res, 1994, 5:254–259.

[6] Salvi GE, Aglietta M, Eick S, et al. Reversibility of experi-mental peri-implant mucositis compared with experimental gingivitis in humans. Clin Oral Implants Res, 2012, 23:182–190.

[7] Berglundh T, Lindhe J, Marinell C, et al. Soft tissue reaction to de novo plaque formation on implants and teeth. An experimental study in the dog. Clin Oral Implants Res, 1992, 3:1–8.

[8] Quirynen M, Vogels R, Peeters W, et al. Dynamics of ini-tial subgingival colonization of 'pristine'peri-implant pockets. Clin Oral Implants Res, 2006, 17:25–37.

[9] Augthun M, Conrads G. Microbial indings of deep peri-implant bone defects. Int J Oral Maxillofacial Implants, 1997, 12.

[10] Leonhardt Å, Berglundh T, Ericsson I, et al. Putative periodontal and teeth in pathogens on titanium implants and teeth in experimental gingivitis and periodontitis in beagle dogs. Clin Oral Implants Res, 1992, 3:112–119.

[11] Mombelli A, Lang NP. The diagnosis and treatment of peri-implantitis. Periodontology, 1998, 17:63–76.

[12] Gould T, Westbury L, Brunette D. Ultrastructural study of the attachment of human gingiva to titanium in vivo. J Prosthet Dent, 1984, 52:418–420.

[13] Rosen P, Clem D, Cochran D, et al. Peri-implant mucositis and peri-implantitis: a current understanding of their diagnoses and clinical implications. J Periodontol, 2013, 84:436–443.

[14] Zitzmann N, Berglundh T, Marinello C, et al. Experimental peri-implant mucositis in man. J Clin Periodontol, 2001, 28:517–523.

[15] Konttinen YT, Ma J, Lappalainen R, et al. Immunohistochemical evaluation of inflammatory mediators in failing implants. Int J Periodontics Restorat Dentistry, 2006, 26.

[16] Heitz-Mayield LJ, Lang NP. Comparative biology of chronic and aggressive periodontitis vs. peri-implantitis. Periodontology, 2010, 53:167–181.

[17] Leonhardt Å, Renvert S, Dahlén G. Microbial indings at failing implants. Clin Oral Implants Res, 1999, 10:339–345.

[18] Duarte PM, De Mendonça AC, Máximo MBB, et al. Differential cytokine expressions affect the severity of peri-implant disease. Clin Oral Implants Res, 2009, 20:514–520.

[19] Javed F, Al-Hezaimi K, Salameh Z, et al. Proinflammatory cytokines in the crevicular luid of patients with peri-implantitis. Cytokine, 2011, 53:8–12.

[20] Ericsson I, Berglundh T, Marinello C, et al. Long-standing plaque and gin-givitis at implants and teeth in the dog. Clin Oral Implants Res, 1992, 3:99–103.

[21] Lindhe J, Berglundh T, Ericsson I, et al. Experimental breakdown of peri-implant and periodontal tissues. A study in the beagle dog. Clin Oral Implants Res, 1992, 3:9–16.

[22] Schou S, Holmstrup P, Reibel J, et al. Ligature-induced marginal inflammation around osseointegrated

implants and ankylosed teeth: stereologic and histologic observations in cynomolgus monkeys (Macaca Fascicularis). J Periodontol, 1993, 64:529–537.

[23] Zitzmann N, Berglundh T, Ericsson I, et al. Spontaneous progression of experimentally induced periimplantitis. J Clin Periodontol, 2004, 31:845–849.

[24] Albouy JP, Abrahamsson I, Persson LG, et al. Spontaneous progression of peri-implantitis at different types of implants. An experimental study in dogs. I: clinical and radio-graphic observations. Clin Oral Implants Res, 2008, 19:997–1002.

[25] Albouy JP, Abrahamsson I, Persson LG, et al. Spontaneous progression of ligatured induced peri-implantitis at implants with different surface characteristics. An experimental study in dogs Ⅱ: histological observations. Clin Oral Implants Res, 2009, 20:366–371.

[26] Sangeeta Dhir B, Lanka Mahesh B, Gregori MK, et al. Peri-implant and periodontal tissues: a review of differences and similarities. Compendium, 2013, 34.

[27] James RA, Schultz R. Hemidesmosomes and the adhesion of junctional epithelial cells to metal implants—a preliminary report. Oral Implantol, 1974, 4:294.

[28] Gargiulo AW, Wentz FM, Orban B. Dimensions and relations of the dentogingival junction in humans. J Periodontol, 1961, 32:261–267.

[29] Oh T-J, Yoon J, Misch CE, et al. The causes of early implant bone loss: myth or science? J Periodontol, 2002, 73:322–333.

[30] Listgarten M, Lai C. Ultrastructure of the intact interface between an endosseous epoxy resin dental implant and the host tissues. J Biol Buccale, 1975, 3:13.

[31] Kawahara H, Kawahara D, Mimura Y, et al. Morphologic studies on the bio-logic seal of titanium dental implants. Report Ⅱ. In vivo study on the defending mechanism of epithelial adhesion/attachment against invasive factors. Int J Oral Maxillofac Implants, 1998, 13:465–473.

[32] Liljenberg B, Gualini F, Berglundh T, et al. Some characteristics of the ridge mucosa before and after implant installation a prospective study in humans. J Clin Periodontol, 1996, 23:1008–1013.

[33] Listgarten MA. Soft and hard tissue response to endosseous dental implants. Anat Rec, 1996, 245:410–425.

[34] Berglundh T, Lindhe J, Ericsson I, et al. The soft tissue barrier at implants and teeth. Clin Oral Implants Res, 1991, 2:81–90.

[35] Meyle J. Cell adhesion and spreading on different implant surfaces//Proceedings of the 3rd European Workshop on Periodontology: ISBN 3–87652–306-0. Berlin: Quintessenz Verlags-GmbH, 1999:55–72.

[36] Abrahamsson I, Berglundh T, Wennström J, et al. The peri-implant hard and soft tissues at different implant systems. A comparative study in the dog. Clin Oral Implants Res, 1996, 7:212–219.

[37] Buser D, Weber HP, Donath K, et al. Soft tissue reac-tions to non-submerged unloaded titanium implants in beagle dogs. J Periodontol, 1992, 63: 225–235.

[38] Hansson H, Albrektsson T, Branemark P. Structural aspects of the interface between tissue and titanium implants. Plast Reconstr Surg, 1985, 76:494.

[39] Ericsson I, Lindhe J. Probing depth at implants and teeth. J Clin Periodontol, 1993, 20:623–627.

[40] Akagawa Y, Takata T, Matsumoto T, et al. Correlation between clinical and histological evaluations of the peri-implant gingiva around the single-crystal sapphire endosseous implant. J Oral Rehabil, 1989, 16:581–587.

[41] Schroeder A, van der Zypen E, Stich H, et al. The reactions of bone, connective tissue, and epithelium to endosteal implants with titanium-sprayed surfaces. J Maxillofac Surg, 1981, 9:15–25.

[42] Stern IB. Current concepts of the dentogingival junction: the epithelial and connective tissue attachments to

the tooth. J Periodontol, 1981, 52:465–476.

[43] Hermann JS, Cochran DL, Buser D, et al. Biologic width around one and two-piece titanium implants. Clin Oral Implants Res, 2001, 12:559–571.

[44] Degidi M, Artese L, Piattelli A, et al. Histological and immunohistochemical evaluation of the peri-implant soft tissues around machined and acid-etched titanium healing abutments: a prospective randomised study. Clin Oral Investig, 2012, 16:857–866.

[45] Sorsa T, Hernández M, Leppilahti J, et al. Detection of gingival crevicular luid MMP-8 levels with different laboratory and chair-side methods. Oral Dis, 2010, 16:39–45.

[46] Sorsa T, Tervahartiala T, Leppilahti J, et al. Collagenase-2 (MMP-8) as a point-of-care biomarker in periodontitis and cardiovascular diseases. Therapeutic response to non-antimicrobial properties of tetracyclines. Pharmacol Res, 2011, 63:108–113.

[47] Xu L, Yu Z, Lee H-M, et al. Characteristics of collagenase-2 from gingival crevicular luid and peri-implant sulcular luid in periodontitis and peri-implantitis patients: pilot study. Acta Odontol Scand, 2008, 66:219–224.

[48] Jacobs R, Dv S. Role of periodontal ligament receptors in the tactile function of teeth: a review. J Periodontal Res, 1994, 29:153–167.

[49] Hermann F, Lerner H, Palti A. Factors influencing the preservation of the periimplant marginal bone. Implant Dent, 2007, 16:165–175.

[50] Chow YC, Wang H-L. Factors and techniques influencing peri-implant papillae. Implant Dent, 2010, 19:208–219.

[51] Armitage GC, Svanberc GK, Löe H. Microscopic evaluation of clinical measurements of connective tissue attachment levels. J Clin Periodontol, 1977, 4:173–190.

[52] Mombelli A, Lang NP. Clinical parameters for the evaluation of dental implants. Periodontology, 1994, 4:81–86.

[53] Ikeda H, Yamaza T, Yoshinari M, et al. Ultrastructural and immunoelectron microscopic studies of the peri-implant epithelium-implant (Ti-6Al-4V) interface of rat maxilla. J Periodontol, 2000, 71:961–973.

[54] Fickl S, Zuhr O, Wachtel H, et al. Tissue alterations after tooth extraction with and without surgical trauma: a volumetric study in the beagle dog. J Clin Periodontol, 2008, 35:356–363.

[55] Kohavi D, Klinger A, Steinberg D, et al. Adsorption of salivary proteins onto prosthetic titanium components. J Prosthet Dent, 1995, 74:531–534.

[56] Tözüm, Tolga F, et al. Analysis of the inflammatory process around endosseous dental implants and natural teeth: myeloperoxidase level and nitric oxide metabolism. Int J Oral Maxillofac Implants, 2007, 22(6):969–979. Web.

[57] Shibli JA, Melo L, Ferrari DS, et al. Composition of supra-and subgingival bioilm of subjects with healthy and diseased implants. Clin Oral Implants Res, 2008, 19:975–982.

[58] Steinberg D, Klinger A, Kohavi D, et al. Adsorption of human salivary proteins to tita-nium powder. I. Adsorption of human salivary albumin. Biomaterials, 1995, 16:1339–1343.

[59] Teughels W, Van Assche N, Sliepen I, et al. Effect of material characteristics and/or surface topography on bioilm development. Clin Oral Implants Res, 2006, 17:68–81.

[60] Agerbaek MR, Lang NP, Persson GR. Comparisons of bacterial patterns present at implant and tooth sites in subjects on supportive periodontal therapy. Clin Oral Implants Res, 2006, 17:18–24.

[61] Quiryen M, Listgarten M. The distribution of bacterial morphotypes around natural teeth and titanium implants ad modum Brånemark. Clin Oral Implants Res, 1990, 1:8–12.

[62] Renvert S, Lindahl C, Renvert H, et al. Clinical and microbiological analysis of subjects treated with Brånemark or AstraTech implants: a 7-year follow-up study. Clin Oral Implants Res, 2008, 19:342–347.

[63] Salvi GE, Fürst MM, Lang NP, et al. One-year bacterial colonization patterns of Staphylococcus Aureus and other bacteria at implants and adjacent teeth. Clin Oral Implants Res, 2008, 19:242–248.

[64] Abrahamsson L, Berglundh T, Lindhe J. Soft tissue response to plaque formation at different implant systems. A comparative study in the dog. Clin Oral Implants Res, 1998, 9:73–79.

[65] Berglundh T, Gislason Ö, Lekholm U, et al. Histopathological observations of human periimplantitis lesions. J Clin Periodontol, 2004, 31:341–347.

[66] Gualini F, Berglundh T. Immunohistochemical characteristics of inflammatory lesions at implants. J Clin Periodontol, 2003, 30:14–18.

[67] Seymour GJ, Powell R, Davies W. The immunopathogenesis of progressive chronic inflammatory periodontal disease. J Oral Pathol Med, 1979, 8:249–265.

[68] Heitz-Mayield LJ. Peri-implant diseases: diagnosis and risk indicators. J Clin Periodontol, 2008,35:292–304.

[69] Socransky SS, Haffajee AD. Periodontal microbial ecology. Periodontology. 2005, 38:135–187.

[70] Danser MM, van Winkelhoff AJ, Uvd V. Periodontal bacteria colonizing oral mucous membranes in edentulous patients wearing dental implants. J Periodontol, 1997, 68:209–216.

[71] Mombelli A, Buser D, Lang N. Colonization of osseointegrated titanium implants in edentulous patients. Early results. Oral Microbiol Immunol, 1988, 3:113–120.

[72] Hultin M, Boström L, Gustafsson A. Neutrophil response and microbiological indings around teeth and dental implants. J Periodontol, 1998, 69:1413–8.

[73] Kalykakis G, Mojon P, Nisengard R, et al. Clinical and microbial indings on osseo-integrated implants; comparisons between partially dentate and edentulous subjects. Eur J Prosthodont Restor Dent, 1998, 6:155–159.

[74] Apse P, Ellen R, Overall C, et al. Microbiota and crevicular luid collagenase activity in the osseointegrated dental implant sulcus: a comparison of sites in edentulous and partially edentulous patients. J Periodontal Res, 1989, 24:96–105.

[75] Mombelli A, Marxer M, Gaberthüel T, et al. The microbiota of osseointegrated implants in patients with a history of periodontal disease. J Clin Periodontol, 1995, 22:124–130.

[76] Karoussis IK, Kotsovilis S, Fourmousis I. A comprehensive and critical review of dental implant prognosis in periodontally compromised partially edentulous patients. Clin Oral Implants Res, 2007, 18:669–179.

[77] Roos-Jansåker AM, Renvert H, Lindahl C, et al. Nine-to fourteen-year follow-up of implant treatment. Part III: factors associated with peri-implant lesions. J Clin Periodontol, 2006, 33:296–301.

[78] Etter TH, Håkanson I, Lang NP, et al. Healing after standardized clinical probing of the perlimplant soft tissue seal. Clin Oral Implants Res, 2002, 13:571–580.

[79] Arnold F, West DC. Angiogenesis in wound healing. Pharmacol Ther, 1991, 52:407–422.

[80] Wilderman MN, Pennel BM, King K, et al. Histogenesis of repair following osseous surgery. J Periodontol, 1970, 41:551–565.

[81] Sabiston DC. The biological basis of modern surgical practice. The Textbook of Surgery, 15th edn, WB Saunders Company, Philadelphia, 1997, 1484.

[82] Campelo LD, Camara JRD. Flapless implant surgery: a 10-year clinical retrospective analysis. Int J Oral Maxillofac Implants, 2002, 17:271–276.

[83] Lindhe J, Nyman S. Long-term maintenance of patients treated for advanced periodontal disease. J Clin Periodontol, 1984, 11:504–514.

[84] Schou S, Holmstrup P, Jørgensen T, et al. Implant surface preparation in the surgical treatment of experimental peri-implantitis with autogenous bone graft and ePTFE membrane in cyno-molgus monkeys. Clin Oral Implants Res, 2003, 14:412–422.

[85] Tokmakidis K, Wessing B, Papoulia K, et al. Load distribution and loading concepts on teeth and implants. Original study-ZZI 2009;1.

[86] Ramoglu S, Tasar S, Gunsoy S, et al. Tooth-implant connection: a review. ISRN Biomaterials, 2012, 2013:921645.

[87] Schmidt JC, Sahrmann P, Weiger R, et al. Biologic width dimensions—a systematic review. J Clin Periodontol, 2013, 40:493–504. https://doi.org/10.1111/jcpe.12078.

[88] Glauser R, Schüpbach P, Gottlow J, et al. Periimplant soft tissue barrier at experimental one-piece mini-implants with different surface topography in humans: a light-micro-scopic overview and histometric analysis. Clin Implant Dent Relat Res, 2005, 7:s44–51. https://doi.org/10.1111/j.1708-8208.2005.tb00074.x.

[89] Linkevicius T. Biologic width around implants. An evidence-based. Stomatologija, 2008, 10(1):27.

[90] Becker W, Goldstein M, Becker BE, et al. Minimally invasive lapless implant placement: follow-up results from a multicenter study. J Periodontol, 2009, 80:347–352.

[91] Vlahović Z, Marković A, Lazić Z, et al. Histopathological comparative analysis of periimplant bone inflammatory response after dental implant insertion using lap and lapless surgical technique. An experimental study in pigs. Clin Oral Implants Res, 2017, 28:1067–73. https://doi.org/10.1111/clr.12919.

[92] Nkenke E, Eitner S, Radespiel-Troger M, et al. Patient-centred outcomes comparing transmucosal implant placement with an open approach in the maxilla: a prospective, non-randomized pilot study. Clin Oral Implants Res, 2007, 18:197–203.

[93] Arisan V, Karabuda CZ, Ozdemir T. Implant surgery using bone- and mucosa-supported stereolithographic guides in totally edentulous jaws: surgical and post-operative outcomes of computer-aided vs. Standard techniques. Clin Oral Implants Res, 2010, 21:980–988.

[94] Azari A, Nikzad S. Flapless implant surgery: review of the literature and report of 2 cases with computer-guided surgical approach. J Oral Maxillofac Surg, 2008, 66:1015–1021.

[95] Verhamme LM, Meijer GJ, Boumans T, et al. A clinically relevant validation method for implant placement after virtual planning. Clin Oral Implants Res, 2013, 24:1265–1272.

[96] Vercruyssen M, Hultin M, Van Assche N, et al. Guided surgery: accuracy and eficacy. Periodontology, 2014, 66:228–246.

第 2 章

种植体周围软组织不足

2.1 概 述

多年来，"种植成功"的定义不断演变，其内容已经不仅仅是咀嚼功能的恢复，还包括对美学效果更高的要求。现如今，让患者和医生都满意的美学修复已然成为种植成功定义的核心，这需要种植修复与周围天然牙和软组织协调一致[1]。最终的修复体不仅要与邻牙的大小、外形和颜色相匹配，还要与周围软组织的颜色、外形和纹理保持一致[2]（图 2.1）。

种植体周围结构的协调取决于多项临床参数，如骨量、软组织量、种植体的植入位点以及修复体的质量。恰当的诊断和治疗计划是获得最终成功的必要条件。治疗计划不当和操作问题都可能导致角化黏膜缺乏、软组织量不足以及种植体周围组织的退缩。种植体周围软组织塑形手术已被用于预防和纠正上述组织缺陷。本章节将回顾这方面的预防和治疗策略。

2.1.1 病 因

种植体周围软组织缺损可能是多种因素共同作用的结果。这些因素可能对种植体的美学效果、种植体周围组织的稳定性以及种植体周围组织的健康有协同作用[3]（表 2.1）。

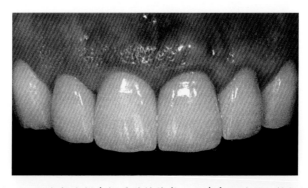

图 2.1 一例上颌右侧中切牙种植修复，具有良好的硬、软组织效果

表 2.1　易引发种植体周围组织退缩的因素

角化黏膜不足
软组织体积
牙周生物型
种植体位置
种植体周围骨量
持续的炎症
种植体植入时机
修复体的设计及外形轮廓

引自 Jia-Hui Fu, et al. Esthetic soft tissue management for teeth and implants. J Evid Based Dent Pract, 2012, 12（3 Suppl）：129–142

2.1.1.1　角化组织不足

关于种植体周围是否需要角化黏膜一直存在争议。虽然一些系统性综述的研究表明，角化黏膜不影响种植体周围长期的健康和稳定，但是很多学者对这一结论表示质疑。Wennström 等学者研究了角化组织在维持种植体周健康和组织稳定性中的重要性。他们认为，基于当前有限的证据，在菌斑控制良好的前提下，角化组织是必要的，且角化组织的宽度最好应大于 2mm[4]。然而，最新的研究表明，种植体周围角化组织不足时，可影响诸多种植体周相关的参数，其中包括可显著影响种植体周的牙龈退缩[5]（图 2.2）。尽管文献报道存在争议，但是，就种植体周围角化组织而言，其量的增加可能有利于维持种植体周软组织的健康[6]。此外，角化组织宽度的增加对口腔卫生有积极的促进作用，可以改善种植体周围软组织的健康，提高软组织的长期稳定性[7]。

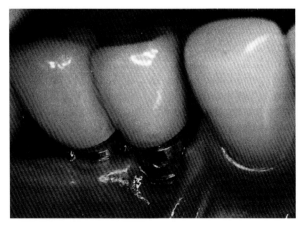

图 2.2　下颌第一前磨牙种植修复，角化黏膜较薄，颊系带附着较高，导致种植体周围组织退缩

2.1.1.2 软组织量 / 黏膜厚度

种植体周围需要多少软组织量才能维持组织结构的稳定性尚未达成共识。Zigdon 和 Machtei 发现薄黏膜（<1mm）的退缩程度是厚黏膜（>1mm）的两倍 [8]。此外，狭窄的黏膜带（<1mm）其黏膜退缩程度是正常的 3 倍，并可见更多的种植体周附着丧失。

已有研究建议种植体周围组织的最佳厚度为 2mm 左右 [9-10]。有证据表明，当组织量小于 2mm 时，修复材料将会影响最终的美学效果 [11-12]。为了获得最佳的美学修复效果，推荐选用全瓷基台以及全瓷修复体。另一方面，当软组织量大于 2mm 时，由于美学效果不会因修复材料而受到影响，因此可供选择的修复材料种类更多 [13-14]（图 2.3）。

有证据表明软组织的量在一定程度上可促进硬组织的稳定性。一项前瞻性临床对照试验发现，与较薄的软组织相比，当种植体周围的天然颊黏膜较厚时，种植体周围骨丧失明显较少 [15]。然而，就这一问题，Akcali 等学者的系统性综述却表明，尚缺乏足够的证据支持软组织的厚度会影响牙槽嵴的骨丧失 [16]。遗憾的是，维持种植体周围组织长期稳定所需的软组织的量还尚未明确 [17]。

2.1.1.3 牙周生物型

牙周生物型对种植体周围软组织的预后及长期稳定性起着至关重要的作用。多项研究将牙周组织细分为薄的、扇形的、厚的和扁平样生物型 [18-19]。每种牙周生物型的反应不一，且有其自身的特点，这些特点可能会影响最终的手术效果 [20-21]（表 2.2）。学者们试图建立种植体周围生物型与黏膜退缩之间的联系，但是该研究面临诸多困难，如样本量有限，且关于生物型的厚薄缺乏共识。一些研究将"可以从唇侧牙龈看到探针"定义为薄生物型，而另一些研究将软组织厚度 ≤ 1mm 作为标准来定义薄生物型。尽管如此，有研究表明，对于软组织生物型较薄的患者，其种植体周围黏膜退缩的风险较高 [22-24]。

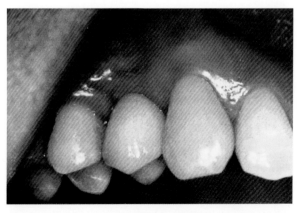

图 2.3 上颌右侧第一前磨牙种植修复，因颊侧软组织量欠佳，纯钛基台可透过薄的软组织黏膜透出灰色阴影

通常，在制定种植治疗方案时应考虑牙周生物型，与较薄的生物型相比，较厚的牙周生物型在保存牙龈结构方面通常更具有可预测性。对于生物型较薄的患者，应选择更为复杂的治疗方案，以达到预期的结果（图2.4，图2.5）。

表2.2 组织生物型特征，其与牙齿外形的关系，以及每种生物型对炎症、手术和拔牙的反应

牙周生物型	薄的扇形生物型	厚的扁平生物型
解剖和解剖学变异	扇形牙龈	扁平的软组织
	扇形的牙槽骨外形	扁平的骨结构
	牙龈乳头尖圆	牙龈乳头短圆
	颊侧骨板薄	颊侧骨板厚
	骨开窗和骨开裂发生率高	骨开窗和骨开裂少见
牙齿外形	牙冠窄（锥形），宽长比为50%~60%	牙冠宽（方形），宽长比为80%~90%
炎症	面对炎症的反应是牙槽骨吸收和牙龈退缩	面对炎症的反应是牙周袋的形成以及垂直骨缺损
手术	脆弱的软组织，伤口的愈合状况不可预期（有可能出现软组织者退缩或者组织开裂）	软硬组织愈合可预期
拔牙	广泛的牙槽嵴吸收	少量的牙槽嵴吸收

引自：Olsson M, Lindhe J. Periodontal characteristics in individuals with varying form of the upper central incisors. J Clin Periodontol, 1991, 18: 78–82

Becker W, Ochsenbein C, Tibbetts L, et al. Alveolar bone anatomic profiles as measured from dry skulls. J Clin Periodontol, 1997, 24: 727–731.

Kao R T, Fagan M C & Conte G J. Thick *vs.* thin gingival biotypes： a key determinant in treatment planning for dental implants. Journal of the California Dental Association, 2008, 36: 193–198.

De Rouck T, Eghbali R, Collys K, et al. The gingival biotype revisited： transparency of the periodontal probe through the gingival margin as a method to discriminate thin from thick gingiva. J Clin Periodontol, 2009, 36: 428–433

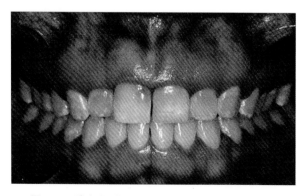

图2.4 厚生物型，牙龈乳头短，组织结构扁平

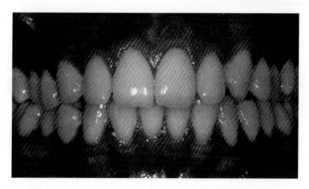

图 2.5 薄生物型，牙龈乳头尖圆，牙龈呈扇形

2.1.1.4 种植体位置

种植体植入的位置与牙槽嵴颊舌向、冠根向和近远中向尺寸有关，并会影响种植体植入后骨重建的程度[25]。骨重建可能对种植体周围软组织产生负面影响，从而导致美学效果欠佳。

颊舌向

最近的一项系统性综述发现，偏颊侧种植会导致颊侧骨板吸收和黏膜退缩[26]。另一项系统性综述也支持该观点，作者发现在即刻种植时，偏拔牙窝颊侧种植后软组织退缩风险是偏拔牙窝腭侧种植的 3 倍[27]（图 2.6）。

冠根向

当前，已有一些临床指南对于种植体植入的理想位置进行了阐述。Funato 等学者认为，理想的种植位点应该基于以修复为导向的三维位置[28]。另有学者建议将种植体平台放置在修复后颊侧正中部龈缘下 2~4mm 处。Buser 描述了"舒适区和危险区"的概念，当种植体植入美学区时，种植体肩台的位置应处于理想的牙萌出点[29]。他还建议综合考虑生物学原则和美学需求，来决定种植体肩台位置的深浅。

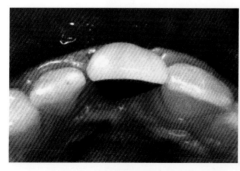 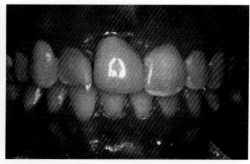

图 2.6 上颌右侧中切牙种植修复，种植体位置偏唇侧，唇侧黏膜明显退缩

近远中向

种植体与天然牙之间或种植体彼此之间的距离会影响牙龈乳头的高度。当种植体位置临近天然牙时，龈乳头的充盈程度主要取决于相邻牙齿的临床附着程度，更确切的说是其牙槽嵴顶到牙冠邻接点之间的冠根向距离。Choquet 等学者的研究报告表明，当牙槽嵴顶到接触点的距离为 ≤ 5mm 时，龈乳头可以 100% 的充盈；而当距离 ≥ 6mm 时，只有 50% 或更少量的龈乳头充盈[30]。牙槽嵴顶到邻接点的距离越大，龈乳头缺如的风险越高。目前，文献中尚缺乏明确的临床附着数值，以用于对龈乳头充盈程度的预测。

Buser 等学者提出，天然牙与种植体的近远中距离不应 <1.5mm，两颗种植体之间的近远中距离应 ≥ 3mm[29]。如果不能满足这一距离，则有骨丧失的风险，并会导致邻间乳头丧失。

当两颗种植体彼此相邻时，可能会出现累积骨重建效应。一项关于相邻种植体的研究发现两颗种植体间距在 3mm 以内时，邻间骨丧失达 1.04mm，而种植体间距在 3mm 以上时，邻间骨丧失仅为 0.45mm[31]。然而，最近的一篇系统性综述认为根据现有证据，尚无法确定最佳种植体间距的绝对值。尽管如此，当相邻种植体间距小于 3mm 时，存在龈乳头充盈不全的风险[32]（图 2.7）。

2.1.1.5 种植体周围骨量

可用骨量是影响种植治疗计划的关键因素之一。有学者提出为了保持种植体颊侧软组织稳定，至少需要有 1~2mm 颊侧骨组织存在[33-34]。虽然有一些研究表明颊侧厚骨板有助于支持种植体周围软组织并防止其退缩，但仍有学者持不同意见[35]。鉴于当前文献中就此尚未达成共识，谨慎起见，临床医生应尽可能在 1~2mm 颊侧骨板的前提下开展种植治疗。这可以通过各种骨增量的方法来实现。Buser 等学者在对 41 例种植体联合 GBR 后长达 10 年的随访中，发现该技术可使种植体周围骨量在数年内保持稳定[36]。最近的一份共识报告也支持上述观点，该报告指出：对随访期 1~10 年的患者进行种植

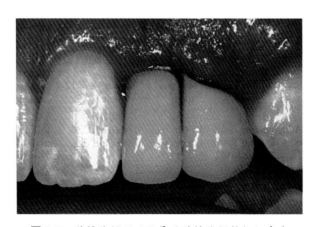

图 2.7 种植体间距不足导致种植体间软组织丧失

体探诊后出血（BOP）、探诊深度（PD）及边缘骨水平（mBI）的测定，结果表明水平骨增量手术与种植体周围软组织的稳定性有关 [37]。

2.1.1.6　持续性炎症

种植体周围病是指种植体周围组织的炎性病变，包括种植体周围黏膜炎和种植体周围炎。这两种炎性病变本质上都是由细菌生物膜引起的传染性疾病 [38]。

2.1.1.7　种植体植入时机

种植体植入时机会显著影响最终的美学效果 [9]。牙科种植体植入的时间取决于牙槽窝硬软组织的具体特征。Hammerle 等学者对种植体植入拔牙窝进行了分类，并概述了每一类别的优点和缺点 [39]。Chen 和 Buser 对这一分类进行了修订，并将其定义为即刻种植、早期种植和延期种植 [23]（表 2.3）。

2.1.1.8　即刻种植

尽管即刻种植的存活率与早期或者延期种植相当，但是黏膜退缩风险更高 [40]。在一项长期随访研究中，即刻种植位点颊黏膜退缩均值为 1.13mm [41]。这可能与拔牙后牙槽骨和软组织的尺寸变化有关。即刻种植并不会减少牙槽骨的改建 [42]。牙周病、创伤或病理变化也可能导致硬组织和软组织的丧失。最近的一项系统性综述中，作者发现即刻种植效果的变异性更大，术后 1~3 年，9%~41% 的即刻种植位点处颊侧正中黏膜退缩 >1mm 的情况更多见。与之相比，早期种植位点未见 >1mm 的黏膜退缩 [27]（图 2.8）。即刻种植对外科手术的要求高，需要有丰富的经验和娴熟的技能。同时，为了达到预期的效果，选择适合的病例是至关重要的。

提高结果可预期性的选择标准包括以下几点。

1. 患牙的牙龈水平与邻牙或者对侧同名牙一致；

2. 牙槽窝具有完整的颊侧骨壁；

3. 厚的牙龈生物型；

4. 患牙牙根矢状向位置良好；

5. 拔牙窝的根部和颊侧有充足的骨量，可以实现理想的三维种植体植入，并获得足够的初始稳定性。

Chen 和 Buser 在一篇综述中指出，2008 年以后发表的大多数涉及即刻种植研究的

表 2.3　拔牙后种植体植入时机

即刻种植	早期种植		延期种植
拔牙后即刻	拔牙后 4~8 周软组织愈合	拔牙后 12~16 周部分骨愈合	拔牙后 16 周以上骨组织完全愈合

改编自 Buser D, Chappuis V, Belser UC, et al. Implant placement post extraction in esthetic single tooth sites：when immediate, when early, when late? Periodontology, 2000, 2017, 73（1）：84-102

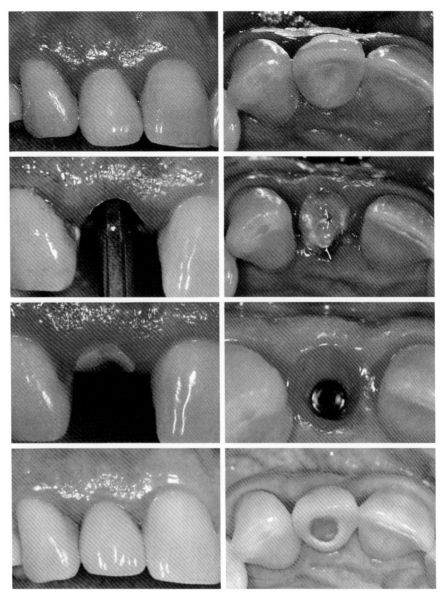

图2.8 上颌右侧侧切牙拔除后即刻种植。剩余的牙槽间隙用牛异种骨粉填塞，定制愈合基台维持牙龈结构。完全愈合后，放置最终修复体。种植体周围软组织结构得以维持，唇侧黏膜未见塌陷

纳入标准均包含了较厚生物型和完整的颊侧骨板，以减少黏膜退缩[27]。多种治疗方法已被用于尽量减少即刻种植后软硬组织的变化。这些方法包括不翻瓣手术、同期结缔组织移植、种植体周围剩余间隙的骨移植、临时冠即刻修复。

另一项新近研究显示，即刻种植同期将骨移植物植入剩余的拔牙窝间隙中，然后使用定制的愈合基台或以临时冠修复，软组织的变化最少[44]。在同一项研究中，未进行骨移植或使用普通的愈合基台，种植位点处可见明显的组织塌陷。

2.1.1.9 早期种植

　　患者种植区域如需增加软组织高度和厚度，待拔牙术后愈合4~8周，以允许软组织愈合（图2.9）。Chappuis等学者针对拔牙后8周牙槽骨变化的3D分析，发现大部分骨重建发生在唇侧骨板的中心，而邻面区域的变化最小[45]。因此，拔牙后8周出现的两壁骨形态有利于骨移植和种植体植入。已有报道说明拔牙后8周种植时，软组织退缩的风险低，美学效果良好，且唇侧骨量充足[43]。

　　部分骨组织愈合的早期种植是美学区种植的另一种方案。当根尖周围存在骨缺损，需要硬组织愈合来提供合适的植入位置和初期稳定性时，建议采用此方案[43]。

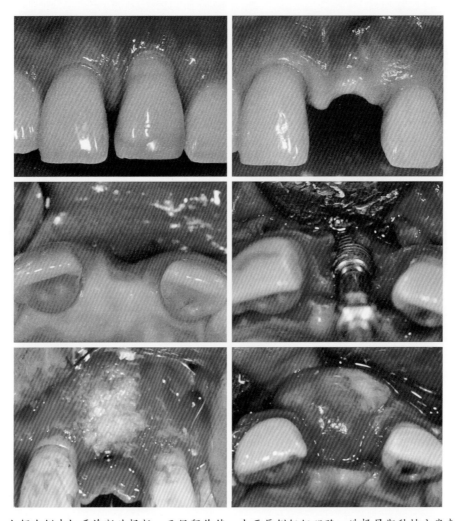

图2.9　上颌左侧中切牙诊断为根折，无保留价值。由于唇侧组织凹陷，选择早期种植方案来恢复缺失牙。经过6周的愈合，种植体植入在一个合适的三维位置。采用冻干同种异体骨和牛异种骨移植进行轮廓增量。移植物表面覆盖可吸收胶原膜，用牙周可吸收缝线缝合固定。植入后6个月暴露植体，唇侧骨宽度足量。采用自体带蒂结缔组织移植，增加软组织厚度。临时冠修复进一步整塑牙龈，以创造令人满意的唇侧软组织轮廓、黏膜边缘水平和邻面牙龈乳头形态

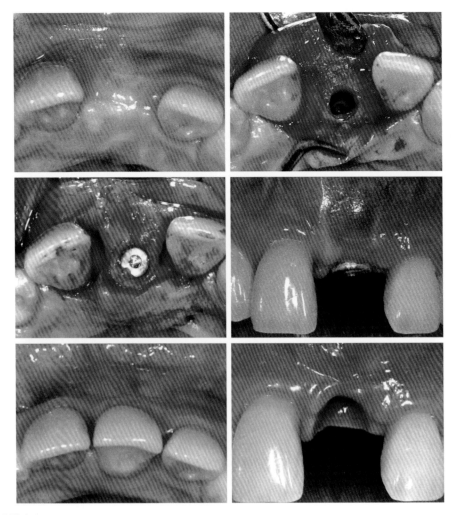

图 2.9（续）

2.1.1.10　延期种植

延期种植建议在拔牙 16 周后，待骨组织完全愈合时进行。一项临床随机试验比较了即刻种植，拔牙 3 个月和 6 个月时延期种植后软组织的稳定性，发现两者软组织改变无明显差异。作者认为即刻种植或者延期种植都是合适的，种植时机的选择应该基于其他因素，如牙槽骨量，以及是否有骨开裂或者骨开窗[46]。另一项多中心临床随机对照试验比较了上颌骨前牙区单颗牙即刻和延期种植术后 1 年的美学效果。作者称两组患者在负载后 4 个月和 1 年的满意度相同[47]（图 2.10）。

2.1.1.11　修复体设计和轮廓

在理想的位点植入种植体后，为了改善种植体周围的美学效果和软硬组织的愈合状况，修复体合适的穿龈轮廓是至关重要的。想要获得良好的修复体穿龈轮廓外形，种植体平台设计需从圆形过渡到正确的牙齿颈部解剖外形。种植修复体的唇侧轮廓可以是

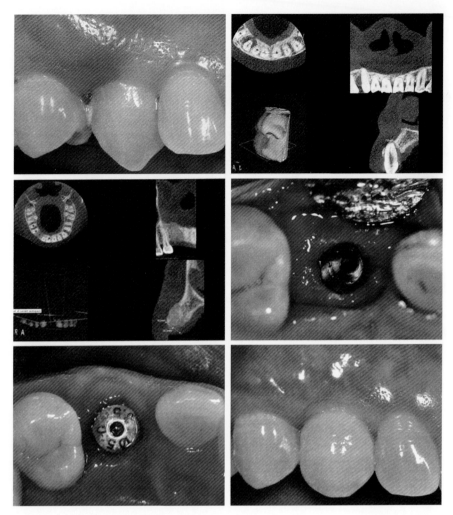

图 2.10 上颌右侧尖牙严重附着丧失，无保留价值。拔牙后，通过引导骨再生成骨。愈合 6 个月后，牙槽嵴宽度充足。植入种植体，然后螺丝固位完成修复

平的、凹的或凸的。各轮廓外形对唇侧软组织的愈合和稳定性的影响不同[48]。

最近的一项研究试图确定基台轮廓对已完成修复的种植体周围软组织的影响。这篇文献在种植体基台和种植体冠内确定了两个不同的区域，并将其定义为临界和亚临界轮廓。临界轮廓在黏膜边缘的根方（1.5mm），它可能位于牙冠、基台或两者兼有；而亚临界轮廓位于临界轮廓的根方，从种植体颈部到牙龈边缘[48]。临界轮廓的变化对种植体周围黏膜边缘的稳定性影响较大，而亚临界轮廓的改变影响较小。为了避免对颊侧组织造成压力，通常首选凹面或平坦的轮廓，轮廓过凸可能导致颊侧组织受压退缩[48]（图 2.11）。

基台的类型也会影响种植体周围黏膜边缘的稳定性。一项为期 2 年的前瞻性多中心队列研究对 72 例前牙区单牙种植的患者进行了调查[49]。作者得出结论是，氧化锆和钛金属 CAD/CAM 基台的黏膜边缘稳定性较其他基台好。

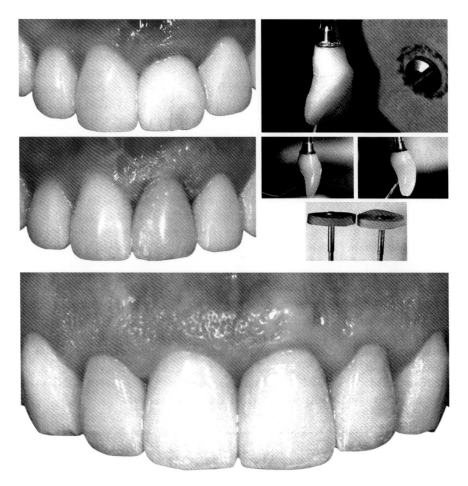

图 2.11 临时修复体颈部外形的逐渐调磨可能改变种植体周围的软组织外形。对上颌左侧中切牙进行临时修复，获得良好的组织结构，使种植体支持的牙冠与种植体周围组织和相邻天然牙对称协调（由 Dr. Jose D. Viquez 提供）

2.2 诊 断

种植体周围组织缺陷可能会影响种植修复体的美观以及种植体周围组织的健康。这些缺陷可能是涉及角化组织缺乏和（或）组织量不足，包括种植体周围组织过薄和（或）组织退缩（图 2.12、图 2.13）。迄今为止，种植体周围组织缺陷的定义尚未被广泛接受。评价种植体周围角化组织缺乏的阈值也未确定。尽管如此，大多数研究已经明确种植体周围 1.5~2.0 mm 的角化组织条带可能有利于维持种植体周围组织的健康和稳定性。此外，"种植体周围组织退缩"这一术语的含义并不确切，易产生混淆。参照牙周术语表，种植体周围组织退缩是种植体周围黏膜根向迁移至种植体平台[50]。虽然这一定义可以说明种植体周围组织量的缺乏，但它并不能描述角化组织是否缺失或者种

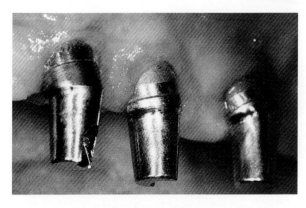

图 2.12　种植体周围黏膜角化不足，加上软组织量不足，容易导致种植体周围组织退缩

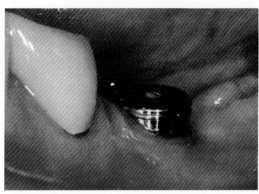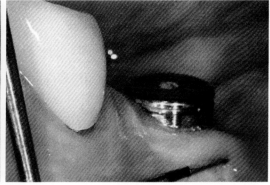

图 2.13　最终修复前，通常需要种植体周围组织增量。种植体周围缺乏附着或角化的黏膜，可能不利于口腔卫生维护，并危及远期疗效

植修复体的美学外观是否令人满意。

文献中提出了多种指标以客观评价种植体支持式义齿的周围组织。1997 年，T. Jemt 提出了"邻间龈乳头指数"[51]。该指数客观地衡量了天然牙与种植体之间的邻间组织量（表 2.4）。"龈乳头高度分级系统"[52]（表 2.5）和"改良 Jemt 龈乳头指数"[53]（表 2.6）也是评价邻间种植体周围组织的指标。

最近，一项初步研究试图验证另一种客观评价种植修复体美学的指标，即种植牙冠的美学指数[54]。该指数纳入了 9 个参数，以评估修复体和种植体周围组织的颜色、形状和表面特征。临床医生按照 5 分或 3 分的评分标准（取决于检查的参数）给患者打分。得分是根据这 9 个参数中任何一个可能与邻牙和对侧天然牙及组织不匹配或不一致的程度来分配的（表 2.7）。根据累积的分数，审美结果分为"优"（0 分）和"差"（5 分以上）。然而，一旦发现有明显的差异或不匹配，其美学效果会自动归为差评。该研究认为"种植牙冠的美学指数"是客观评价单颗植体冠修复后美学效果的有效工具。尽管如此，该指数的实用性仍需通过更大规模的临床试验来确定。

表 2.4　邻间龈乳头轮廓指数

	0	1	2	3	4
龈乳头充盈程度	邻近单牙种植修复体处没有龈乳头，也没有软组织曲线形态	邻近单牙种植冠及天然牙处牙龈乳头高度不足1/2，软组织呈凸形曲线	牙龈乳头高度≥1/2，但未达邻接点，与邻牙龈乳头不完全协调，软组织轮廓与相邻天然牙协调性在可接受范围内	龈乳头完全充满邻间隙，和邻牙龈乳头协调一致，软组织外形理想	龈乳头增生，覆盖单牙种植修复体和（或）相邻天然牙，软组织外形不规则

引自 Jemt T. Regeneration of Gingival Papillae After Single-Implant Treatment Int. J Periodont Rest Dent, 1997, 17：327-33

表 2.5　龈乳头高度的分类

	正常	Ⅰ类	Ⅱ类	Ⅲ类
龈乳头水平	邻间龈乳头充盈牙外展隙，到达邻面接触点/面的位置	邻间龈乳头的尖端位于邻接点与邻面釉牙骨质界之间（可以看到间隙，但釉牙骨质界没有暴露）	邻间龈乳头尖端位于邻面釉牙骨质界根方，但是唇侧牙龈覆盖釉牙骨质界（邻面的釉牙骨质界可见）	邻间龈乳头尖端在唇侧釉牙骨质界处或位于其根方

引自：Nordland & Tarnow. A Classification System for Loss of Papillary Height. J Periodontol, 1998, 69：1124-1126

表 2.6　改良 Jemt 龈乳头指数

	0	1	2	3
龈乳头充盈程度	龈乳头缺如或者呈凹坑状	龈乳头高度不到邻间隙的1/2	龈乳头高度大于邻间隙的1/2	龈乳头充盈整个邻间隙

引自：Sourced from Schropp & Isidor. Clinical outcome and patient satisfaction following full-flap elevation for early and delayed placement of single-tooth implants：A 5-year randomized study. Int J Oral Maxillofac Implants, 2008, 23：733-743

表 2.7　种植牙冠美学指数

	5	1	0	1	5
牙冠的扣分点					
近远中尺寸	非常窄	稍窄	完全协调	稍宽	非常宽
切缘位置	非常短	稍短	完全协调	稍长	非常长
唇侧凸度	非常凹	稍凹	完全协调	稍凸	非常凸
颜色和通透度	明显不协调	轻微不协调	完全协调		
表面	明显不协调	轻微不协调	完全协调		

	5	1	0	1	5
黏膜的扣分点					
种植体唇侧牙龈边缘位置	偏差 ≥ 1.5 mm	偏差 <1.5 mm	没有任何偏差		
龈乳头在邻间隙的充盈程度	偏差 ≥ 1.5 mm	偏差 <1.5 mm	没有任何偏差		
唇侧牙龈的表面轮廓	非常凹	稍凹	完全协调	稍凸	非常凸
唇侧黏膜的颜色和形态	明显不协调	轻微不协调	完全协调		
最终扣分					

如不符合预期，则按上述每项扣分：轻微偏差扣分 1 分，严重偏差扣分 5 分。总分为最终美学得分

0 分：完美的美学

1~2 分：满意的美学

3~4 分：勉强可接受的美学

≥ 5 分：失败的美学

不管是哪一项出现严重的偏差，都会被认为是失败的美学

引自 Meijer et al. A new index for rating aesthetics of implant-supported single crowns and adjacent soft tissues-the Implant Crown Aesthetic Index. A pilot study on validation of a new index. Clin Oral Impl Res, 2005, 16: 645–649

　　"粉红美学评分"（pink esthetic score，PES）是通过与对侧天然牙比较，客观评价种植体周围软组织的指数 [55]。该指数评估了七个变量：近中龈乳头、远中龈乳头、软组织水平、软组织轮廓、牙槽突缺损、软组织颜色和质地。每个变量的得分从 0 到 2，其中 2 是最好的，0 是最差的（表 2.8）。因此，使用 PES 可以获得的最高分是 14 分。该指数在评价单颗植体冠修复后周围软组织方面具有较好的可重复性。

　　一项横断面回顾性研究试图客观评价上颌前牙区早期种植的美学效果 [56]。该研究

表 2.8　粉红美学评分

变量		0	1	2
近中龈乳头	参考天然牙	缺如	不完整	完整
远中龈乳头		缺如	不完整	完整
龈缘水平		明显的偏差（>2mm）	少量的偏差（1-2mm）	没有偏差（<1mm）
软组织轮廓		不自然	基本自然	自然
牙槽突	牙槽突缺损	严重	轻微	没有
软组织颜色	参考天然牙	明显不同	稍微不同	一致
软组织质地		明显不同	稍微不同	一致

改编自 Furhauser et al. Evaluation of soft tissue around single-tooth implant crowns: the pink esthetic score. Clin. Oral Impl. Res, 2005, 16: 639–644

采用客观的审美标准，创建了一种综合评价结果参数的新指数。这个新的指数包括现有的经简化后的 PES 指数，以及"白色美学得分"（WES）指数。PES/WES 指数包括 5 个评价种植体周围软组织的参数和 5 个评价种植修复体的参数（表 2.9）。基于种植修复体与邻牙和对侧天然牙的协调性和对称性，上述参数的评分可以是 0、1 或 2。使用 PES/WES 指数可以获得的最大得分是 20 分。

有学者提出以综合美学指数（complex esthetic index，CEI）评估前牙区单颗种植修复体美学效果[57]。CEI 由三个不同的部分组成，包括软组织指数（S）和种植修复体指数（R），这两项指数分别用于评价种植体周围软组织和种植修复体。第三个组成部分是预测指数（P），其用于评估近远中骨高度、组织生物学类型、种植体冠根向位置和水平向牙槽嵴轮廓。CEI 的每个组成部分分别评估与种植体周围组织美学外观和种植修复体相关的五个不同特征。每个特征都分为优秀（20%）、可接受（10%）或不可接受（0%）（表 2.10）。每个部分单独评分，三者综合为最终的 CEI 评分。当三个部分都被评定为"优

表 2.9　PES/WES 指数

粉红美学评分（PES）			
参数	缺如	不完整	完整
近中龈乳头	0	1	2
远中龈乳头	0	1	2
	明显不同	稍微不同	一致
唇侧牙龈曲线	0	1	2
唇侧龈缘高度	0	1	2
根形 / 软组织的颜色和质地	0	1	2
PES 的最高得分			10
白色美学评分（WES）			
参数	严重偏差	轻微偏差	一致
牙齿形态	0	1	2
牙齿体积 / 外形	0	1	2
颜色（色调 / 明度）	0	1	2
表面纹理	0	1	2
通透性	0	1	2
WES 的最高得分			10

改编自 Belser et al. Outcome Evaluation of Early Placed Maxillary Anterior Single-Tooth Implants Using Objective Esthetic Criteria：A Cross-Sectional, Retrospective Study in 45 Patients With a 2- to 4-Year Follow-Up Using Pink and White Esthetic Scores. J Periodontol, 2009, 80：140-151

秀"时，CEI 的评级为 100%。如果其中一项被评为"可接受"（60%~90%），CEI 评级表现为不完美但临床可接受的结果。<50% 的 CEI 评级被认为是美学上不可接受的。

文献中这些指标的适用性和可重复性良好。尽管如此，当前这些指标的评价结果并未提出任何改善种植体周围软组织、改善美观或种植体周围组织健康的针对性治疗措施。最近，一种新的分类系统被用于评价负载后种植体周围组织的缺陷[58]。该系统主要针对种植体周围组织增量，参照其评价结果及建议措施，从而改善种植体周健康状况。

表 2.10　综合美学评分

指数和参数	参数变化的评价分级		
	优秀（20%）	可接受（10%）	不可接受（0%）
S：软组织指数			
1. 软组织轮廓变化	无	<2mm	≥ 2mm
2. 软组织垂直向缺损	无	1~2mm	≥ 2mm
3. 软组织颜色和纹理变化	无色差	稍有色差	明显色差
4. 近中牙龈乳头外观	完全充盈	部分充盈	缺如
5. 远中牙龈乳头外观	完全充盈	部分充盈	缺如
总体评价等级	100%	60%~90%	<50%
P：预测指数			
1. 近中邻间隙的骨高度	<5mm	5~7mm	>7mm
2. 远中邻间隙的骨高度	<5mm	5~7mm	>7mm
3. 牙龈生物型	>2mm	1~2mm	<1mm
4. 种植体冠根向位置	1.5~3mm	>3 且 ≤ 5	>5mm
5. 水平轮廓不足	无	1~3mm	>3mm
总体评价等级	100%	60%~90%	<50%
R：种植修复体指数			
1. 颜色和通透性	无差异	稍有差异	差异明显
2. 基台和种植体连接处的唇侧凸度	没有	<1mm	<2mm
3. 种植牙冠切缘位置	没有	± 1mm	± 2mm
4. 牙冠宽长比	<0.85	0.85~1.0	>1.0
5. 表面粗糙度	光滑	较光滑	粗糙
总体评价等级	100%	60%~90%	<50%

每个部分分别进行评级，每个特征都被评为优秀（20%）、可接受（10%）或不可接受（0%）

改编自 Juodzbalys & Wang. Esthetic Index for Anterior Maxillary Implant-Supported Restorations. J Periodontol, 2010, 81：34-42

在这一分类系统中，有四种不同的临床表现：

·种植体颊侧角化组织宽度≥2 mm。

·种植体颊侧角化组织宽度<2 mm（有或者无系带低位附着）。

·种植体颊侧角化组织宽度<2 mm，已经出现明显的软组织退缩（例如植体的粗糙面已经暴露）。种植体周围黏膜薄，未见系带牵拉。

·下颌种植体舌侧无角化组织或角化组织宽度极小。

该分类系统根据缺陷的类型，提出了种植体周围组织增量的方法。

由于所使用的方法、参数和措施的多样性，目前还没有一个公认的评价种植修复体和种植体周围软组织的指标。最近的一项系统综述认为：在用客观且定义清晰的参数来评价种植美学方面，我们急需达成共识[59]。此外，还需要在诊断种植体周围组织缺损方面达成共识，重点关注种植体周围组织增量的需求，以改善和维持种植体周围组织的健康。

2.3 操作与治疗方案

随着技术与材料的发展，膜龈手术极大地丰富了种植治疗手段，在改善种植美学效果的同时[8]，保持其长期稳定性[60]。牙龈退缩量，种植体周围软组织量，角化组织丰富程度，以及邻间龈乳头充填量均会影响种植美学效果。新近研究支持种植体周围软组织增量，因为种植体周围软组织较厚时，更易获得良好的种植体周围参数，并保持美学效果的长期稳定性。然而，早期研究中关于种植体周围软组织增量的必要性尚存在争议。

一篇新近综述[58]的结果提示，种植体周围软组织增量的时机对于达到预期效果至关重要。这篇综述的证据表明，修复完成后行种植体周围软组织增量会显著降低结果的预期。作者建议在位点保存（术前）（图2.14）、种植体植入（图2.15）和（或）Ⅱ期手术（种植体暴露）（图2.16）时进行软组织增量，因为与负载后的干预相比，软组织增量的可预测性得到了明显提高。然而，另一篇系统性综述认为，无论何时干预，种植体周围软组织增量的临床效果相似[61]（图2.17）。

在综合考虑各种诱发因素的诊断基础上，选择合适的治疗方式。Bassetti等学者基于已有的组织质量/数量比提出了一种治疗决策树[58]（表2.11）。针对Ⅰ型缺损，建议采用上皮下结缔组织瓣（subepithelial connective tissue graft，SCTG）行冠向复位，而对于Ⅱ型缺损，则建议将前庭沟成形术与游离龈移植术（free gingival graft，FGG）结合使用。Ⅲ型缺损需要更广泛的干预，因此作者建议将上述两种治疗方式结合运用。同样的治疗方法也适用于第Ⅳ类缺损，这类缺损可能还需要口底的根向重新定位。多种治疗方法的提出是为获得两种常见的治疗结果：角化黏膜的获得和种植体周围组织量的增加。

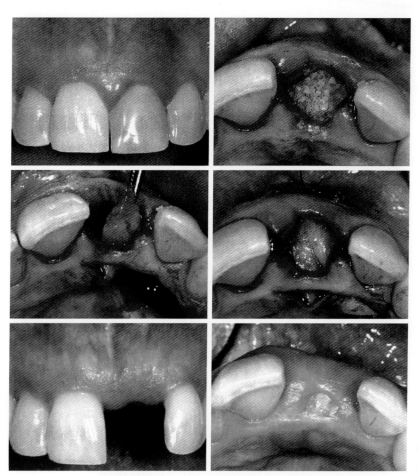

图 2.14　适当的位点保存对于最佳治疗效果的获取至关重要。拔牙后，采用冷冻干燥的同种异体骨维持牙槽嵴尺寸。自体带蒂结缔组织瓣的利用最大程度减小了拔牙后组织量的变化，并进一步增加牙槽嵴的丰满度

表 2.11　针对已负载种植体，根据种植体周围组织条件采用相应的干预措施

软组织缺损	治疗方法
Ⅰ 型缺损（颊面） 角化黏膜宽度 ≥ 2 mm	上皮下结缔组织移植 + 冠向复位瓣
Ⅱ 型缺损（颊面） 角化黏膜宽度 <2mm（存在或不存在系带低附着的情况）	口腔前庭沟成形术 + 游离龈移植术
Ⅲ 型缺损（颊面） 角化黏膜宽度 <2mm 合并软组织开裂	上皮下结缔组织移植 + 冠向复位瓣 + 口腔前庭沟成形术 + 游离龈移植术
Ⅳ 型缺损（舌侧） 舌侧角化黏膜宽度小或者缺乏角化黏膜	口腔前庭沟成形术 + 游离龈移植术
·口底和牙槽嵴顶之间有足够的垂直距离	隧道术 + 上皮下结缔组织移植
Ⅴ 型缺损（舌侧） 舌侧角化黏膜宽度小或者缺乏角化黏膜 ·口底和牙槽嵴顶之间垂直距离降低	口底加深术 + 游离龈移植术（中厚皮瓣移植）

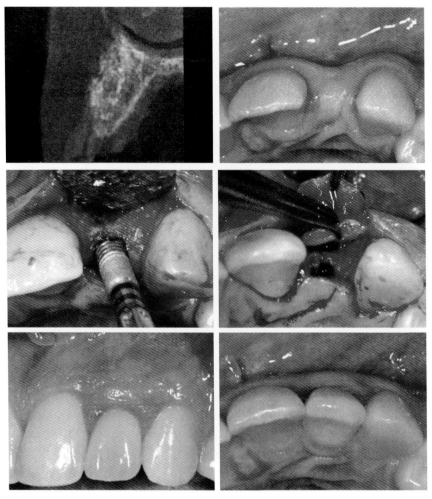

图2.15 行牙槽嵴增高术以修复先天性缺失的侧切牙。虽然骨组织量显著增加，但牙槽嵴仍存在缺损。在种植体植入时，采用自体上皮下结缔组织瓣增加组织体积。在最终修复完成后，可见足量的种植体周围组织和角化组织，这有助于获得令人满意的美学效果

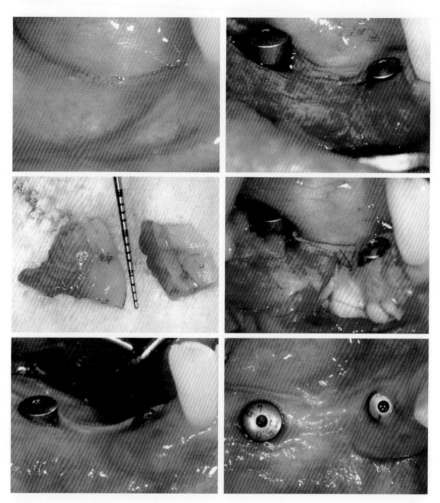

图 2.16　严重吸收的牙槽嵴经骨增量后植入两颗种植体。种植位点缺乏软组织和角化黏膜。在Ⅱ期手术时，结合中厚根向复位瓣行前庭沟成形术。在每个种植牙的颊侧都放置了两个含有部分上皮的游离软组织瓣。愈合 4 周后，种植体周围组织量和角化黏膜显著增加

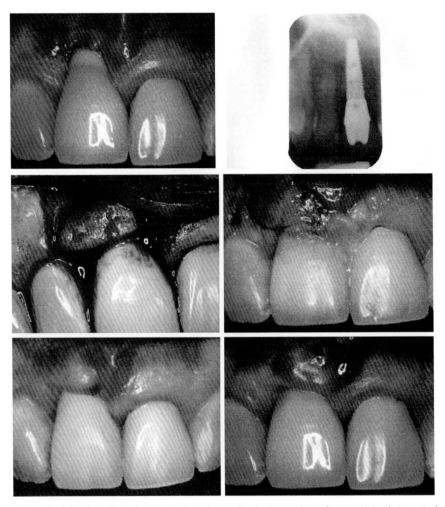

图 2.17 上颌右侧中切牙种植体周围黏膜明显退缩。翻瓣前，改变原有冠的颊侧外形，使基台表面更加凹陷。为了改善黏膜退缩，我们采用侧向滑行瓣结合结缔组织移植。术后 1 年，黏膜缺损明显改善。5 年后，种植体周围软组织量显著增加

2.3.1 改善种植体周围软组织量

上皮下结缔组织移植已被建议用于黏膜退缩的治疗和种植体周围组织增量（图 2.18）。在一项为期 6 个月的前瞻性研究中，10 例患者种植修复后接受了冠向复位瓣结合游离结缔组织移植的处理。用皮瓣过度补偿（均值：0.5 mm，区间范围 0.2~1.2 mm）退缩的黏膜。这些患者黏膜退缩均值为 3mm，术后即刻获得了 99.6% 的退缩再覆盖率。术后 1 个月观察到组织明显收缩，覆盖率均值降至 75%。6 个月后出现进一步退缩，种植体周围组织退缩再覆盖率均值为 66%[62]。另一项为期 1 年的前瞻性研究中，16 例患者接受了非埋入式种植，种植位点颊侧牙龈退缩均值为 2mm，对其进行冠向复位瓣修复结合 SCTG，后者取自患者上颌结节。1 年后，牙龈退缩均值减小至 0.3 mm，此时，

平均覆盖率为 89.6%，且有 56.3% 的缺损得以完全修复。此外，视觉模拟量表（0–10）的美学评分从 3.5 提高到 8.5[63]。Zucchelli 等人通过外科修复方法评价了种植体周围黏膜增量对单颗种植体修复后颊裂的治疗效果 [64]。该研究中先行去除种植体上方冠修复体，调改基台外形。而后，每个位点都采用中厚冠向复位瓣结合 SCTG。待完全愈合后，重新修复。1 年后，软组织开裂再覆盖均值为 96.3%，其中 75% 的治疗位点达到了完全覆盖。

软组织替代物可用于代替自体组织移植物，以治疗牙齿和种植体周围软组织缺损（图 2.19）。丰富的组织材料，无需第二术区，以及较低的术后发病率，这些优点使得同种异体软组织移植成为一个不错的选择。

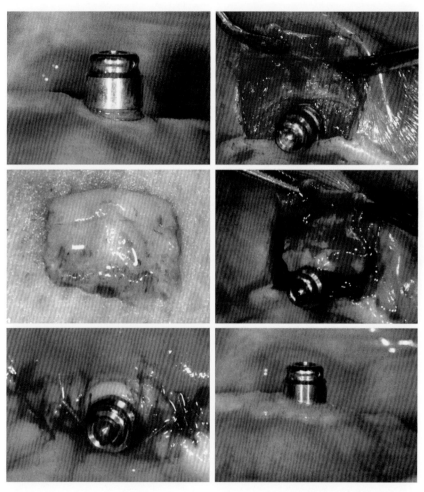

图 2.18　种植体戴用 2 年后周围组织出现了渐进性退缩。种植体周围软组织及角化龈不足，且有明显牙龈退缩。制备中厚皮瓣后，使用部分上皮下结缔组织移植物。上皮朝向种植体的冠方。皮瓣只覆盖组织移植物的去上皮部分。经 3 个月愈合后，暴露的粗糙表面被完全覆盖，种植体周围组织量和角化黏膜显著增加

脱细胞真皮基质（acellular dermal matrices，ADM）是研究最多的软组织替代物。作为自体组织移植的替代品，ADM用于治疗牙齿周围软组织的退缩缺损。尽管同种异体软组织移植物貌似有很多优点，但SCTGs仍然是"金标准"。Cairo等人的一项系统综述表明，与单独应用冠向复位瓣治疗龈退缩相比，冠向复位瓣与ADM联合应用并没有改善临床效果[66]。此外，在同一篇综述中还提到，SCTG联合冠向复位瓣的治疗效果优于ADM联合冠向复位瓣。在牙科种植体方面，一项系统综述（Thoma等）得出的结论是，与自体软组织移植相比，在种植体周围使用同种异体软组织移植物并不会增加角化黏膜和软组织[67]。

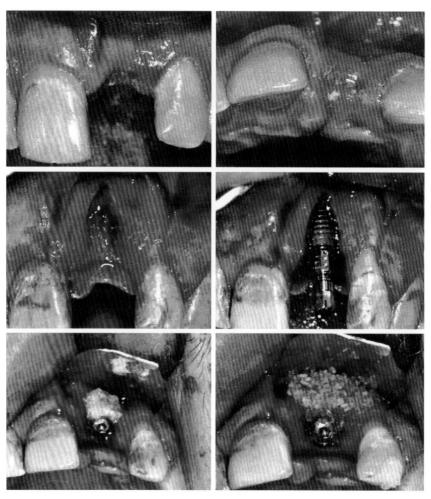

图2.19　上颌左侧中切牙因创伤缺失。拔牙后，软组织愈合6周。参照早期种植方法植入种植体。而后，使用同种异体冻干骨混合牛异种骨行骨增量术，并覆盖可吸收的胶原膜。采用同种异体软组织移植物增加种植体周围软组织量。治疗3个月后，牙槽骨量增加。Ⅱ期暴露后两周，种植体周围组织量显著增加，并可见足够的角化组织

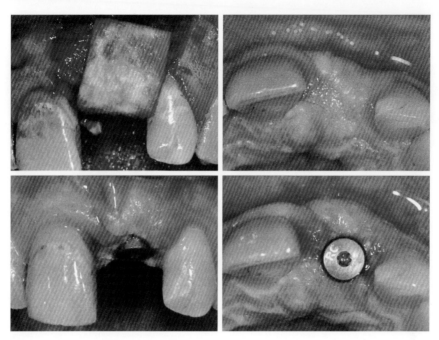

图 2.19（续）

2.3.2　增加角化黏膜的宽度

　　角化组织覆盖面积越大越能够改善牙周指数并促进牙龈健康[5, 68]。当前，增加角化黏膜的方法包括前庭沟成形术、根向复位瓣（apically positioned flap, APF）/ 口腔前庭沟成形术（V）联合自体组织（FGG 或 SCTG）（图 2.20）或软组织替代物（ADM 或胶原基质）移植。FGGs 对于增加牙种植体周围角化组织量有明确效果[69]。一项前瞻性研究中，在 131 颗牙种植体周围仅进行口腔前庭沟成形术，术区角化黏膜宽度平均为 2.23 mm[70]。前庭沟成形术在种植体植入同期进行。该技术可以平均增加宽 5mm 的角化黏膜。此外，该研究的结果表明，增加的角化组织在 4 年内保持稳定。

　　一项随机对照试验比较了单纯前庭沟成形术和前庭沟成形术联合 FGG 对种植体周围角化组织增量的效果[71]。FGG 组角化组织的增加明显大于单纯前庭沟成形术组（2.36mm *vs* 1.15 mm）。一项类似设计的研究比较了 APF/V 联合 ADM 或 FGG 对种植体周围角化组织增量的影响[72]。该研究表明，FGG 优于 ADM，角化组织增加 2.57 mm *vs* 1.58 mm。另一项研究评估了 APF/V、APF/V 联合 FGG 或 APF/V 联合胶原基质的效果（Collatape®，Zimmer Dental, Carlsbad, USA）[73]。FGG 组角化组织显著增加，而其他治疗方法组角化组织仅为轻度至中度增加。

　　最近，一种猪源性胶原基质（Mucograft®）被用于增加牙齿和种植体周围的角化组织（图 2.21）。在一项实验研究中，作者比较了猪源性胶原基质（collagen matrix, CM）原型和 SCTGs 对于软组织和牙槽嵴增量的效果[74]。数字化模型体积分析显示两组

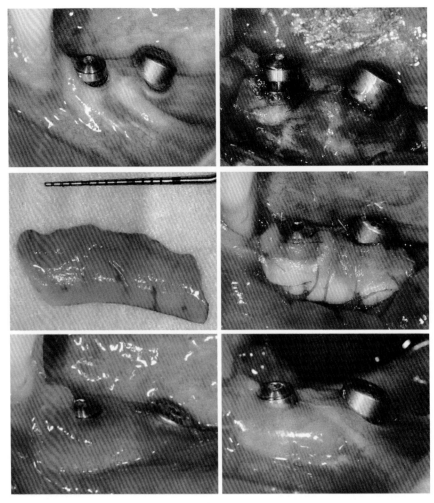

图 2.20 两颗种植体周围组织量有限，且缺乏角化组织，系带附着较高。行前庭沟成形术结合中厚皮瓣根向复位。在种植体颊侧放置一个游离的、含有部分上皮的软组织移植物，上皮部分朝向根方。将移植物与骨膜缝合固定。愈合 4 周后，种植体周围组织高度和厚度均有显著增加。去除系带附着，植体周围角化黏膜也明显增加。

之间无显著差异。该研究的结论是，猪源性胶原基质可能成为 SCTGs 的替代品，用于局部牙槽嵴软组织缺损的增量。已有多项研究评估了这种新型 CM 的有效性。在一项随机对照试验中，固定义齿基牙或种植基牙位点角化组织 ≤ 1mm，分别给予 SCTG 或 CM 治疗[75]。实验组和对照组的角化组织均显著增加，分别为 2.5 mm 和 2.6 mm，两组无显著差异。另一项类似的研究也比较了上述胶原基质和 SCTGs 对于种植体周围角化组织增量的影响[76]。该研究结果显示，两组的角化组织均显著增加，且检测组和对照组之间无显著差异（2.75 mm *vs* 2.8 mm）。基于这两项研究结果，该 CM 可替代 SCTG，用于种植体周围角化组织的增加。此外，上述两项研究均提及试验组患者的发病率更低，手术时间更短。

一篇考克兰系统性综述试图寻找"处理种植体周围软组织退缩的最佳方法是什么"这一问题的答案[77]。作者的结论是，由于缺乏足够的可靠证据，尚无法建议何种种植牙周围软组织增量技术最为有效。另一项系统综述分析了牙列缺损患者种植体周围软组织移植的效果，包括角化组织的获得和种植体周围组织量的增加[67]。这篇综述的结论是，与单纯冠向复位瓣技术相比，冠向复位瓣联合应用 SCTG 在改善种植体周围组织量上有更好的效果。前庭沟成形术联合游离龈移植物在增加角化组织方面优于单纯前庭沟成形术或不治疗。软组织同种异体移植（ADM）表现出很高的收缩率，组织学图像类似于瘢痕组织。采用自体移植（2.2~2.5 mm）和 CMs（1.8~2.3 mm），角化组织增量结果相似，但 CMs 有更好的美学效果和更低的患者发病率。

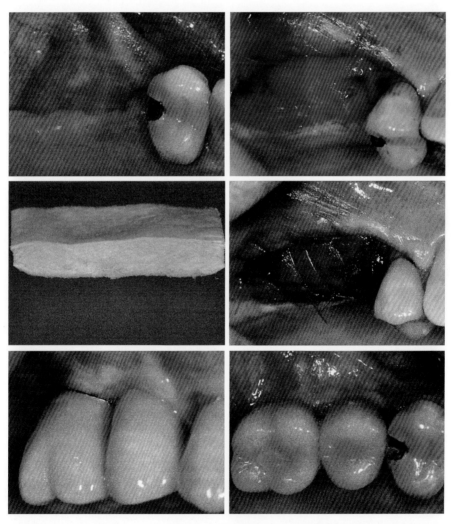

图 2.21 右上后牙区缺乏角化组织。由于牙槽嵴严重缺损，导致膜龈联合处移位，因此进行了牙槽嵴增高术。种植体植入 8 周后，行前庭沟成形术结合中厚皮瓣根向复位。在术区放置软组织替代物，并将其与骨膜缝合固定。最终修复完成后，角化组织增加 2~3 mm

最近，另一项系统综述评估了牙列缺损或牙列缺失患者种植体周围组织增量对种植体周围健康或疾病的影响[78]。文中评价了角化组织宽度或黏膜厚度的增加对种植体周围病相关参数的影响（图 2.22）。增量和非增量位点处，角化组织的增加对探诊后出血（bleeding on probing，BOP）没有显著影响。然而，与单纯黏膜维持相比，增量位点的 BOP 有下降趋势。另一方面，与角化组织宽度小于 2 mm 的对照组相比，增量位点处牙龈指数（gingival index，GI）评分更高。此外，与对照组相比，增量位点处菌斑指数（plaque index，PI）更低。与所有对照治疗相比，增量位点处种植体周围探诊深度（probing depths，PD）和边缘骨水平也更优，且差异有统计学意义。与其他治疗方式相比，该 meta 分析更倾向于采用 APF 联合自体牙龈移植，以增加种植体周围角化组织。

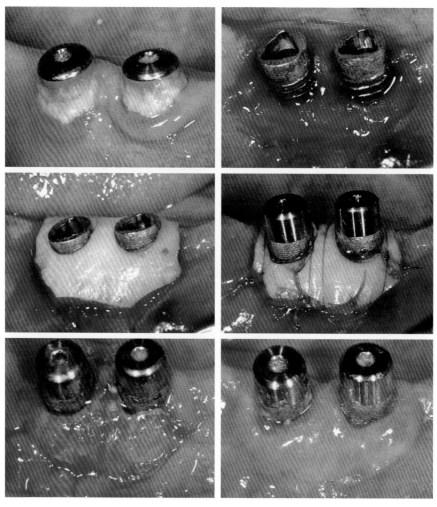

图 2.22　这两颗种植体是没有完成的种植支持式全口义齿的一部分。口腔卫生不良，无角化附着黏膜，且黏膜退缩。行前庭沟成形术和根向复位联合自体游离牙龈移植。将移植物与骨膜缝合固定，外加悬吊缝合。待充分愈合后，角化组织和软组织体积显著增加。口腔卫生已有明显改善，但是暴露在外的粗糙的种植体表面总是容易产生菌斑堆积

增加种植体周围黏膜厚度的方法主要是为了提高种植体的美学效果。最近的研究试图探讨黏膜厚度对种植体周围健康的影响[78]。由于缺乏临床资料，该系统综述未发现黏膜厚度增加对 BOP、GI 或 PI 存在影响。虽然关于黏膜厚度对 PDs 和边缘骨水平影响的数据也有限，但与对照组相比，这些数据更倾向于支持黏膜厚度增量。

2.4　小　结

种植体周围组织缺损可能会损害种植体的美学效果及种植体周围健康。种植体周围组织量不足和角化组织缺乏是最常见的种植体周围组织缺损形式，这可能导致种植体周围组织退缩。组织生物型、种植体位置不当和修复体设计不良也可能是导致种植体周围组织退缩的因素。遗憾的是，迄今为止，对于种植体周围软组织缺损的诊断还没有统一的标准，因此也缺乏相对应的治疗方法。种植体周围软组织增量可以弥补牙槽嵴缺损，改善种植体周围的美学效果。多种技术和材料已被应用于种植体周围角化组织和软组织体积的增加。根据现有的证据，自体组织移植可以采用，而胶原基质也可能是一个很好的替代选择。种植体周围组织增量时选用自体组织移植，能够改善种植体周围参数（BOP、GI、PI、PD），并显示出更稳定的边缘骨水平。因此，种植体周围软组织质量和数量的改善可能对种植体的长期存活和成功起着至关重要的作用。

参考文献

[1] Myshin HL, Wiens JP. Factors affecting soft tissue around dental implants: a review of the literature. J Prosthet Dent, 2005, 94(5):440–444.

[2] Palacci P, Nowzari H. Soft tissue enhancement around dental implants. Periodontology, 2008, 47(1):113–132.

[3] Fu J-H, Su C-Y, Wang H-L. Esthetic soft tissue management for teeth and implants. J Evid Based Dent Pract, 2012, 12(3):129–142.

[4] Wennström JL, Derks J. Is there a need for keratinized mucosa around implants to maintain health and tissue stability? Clin Oral Implants Res, 2012, 23:136–146.

[5] Brito C, Tenenbaum HC, Wong BK, et al. Is keratinized mucosa indispensable to maintain peri-implant health? A systematic review of the literature. J Biomed Mater Res B Appl Biomater, 2014, 102(3):643–650.

[6] Greenstein G, Cavallaro J. The clinical significance of keratinized gingiva around dental implants. Compend Contin Educ Dent, 2011, 32(8):24–31.

[7] Thoma DS, Mühlemann S, Jung RE. Critical soft-tissue dimensions with dental implants and treatment concepts. Periodontology, 2014, 66(1):106–118.

[8] Zigdon H, Machtei EE. The dimensions of keratinized mucosa around implants affect clinical and immunological parameters. Clin Oral Implants Res, 2008, 19(4):387–392.

[9] Jung RE, Heitz-Mayield L, Schwarz F, et al. Evidence-based knowledge on the aesthetics and maintenance of peri-implant soft tissues: Osteology Foundation Consensus Report Part 3—Aesthetics of peri-implant soft

tissues. Clin Oral Implants Res, 2018, 29:14–17.

[10] van Brakel R, Noordmans HJ, Frenken J, et al. The effect of zirconia and titanium implant abutments on light relection of the supporting soft tissues. Clin Oral Implants Res, 2011, 22(10):1172–1178.

[11] Sailer I, Zembic A, Jung RE, et al. Randomized controlled clinical trial of customized zirconia and titanium implant abutments for canine and posterior single-tooth implant reconstructions: preliminary results at 1 year of function. Clin Oral Implants Res, 2009, 20(3):219–225.

[12] Zembic A, Sailer I, Jung RE, et al. Randomized-controlled clinical trial of custom-ized zirconia and titanium implant abutments for single-tooth implants in canine and posterior regions: 3-year results. Clin Oral Implants Res, 2009, 20(8):802–808.

[13] Jung RE, Sailer I, Hammerle C, et al. In vitro color changes of soft tissues caused by restorative materials. Int J Periodontics Restorative Dent, 2007, 27(3):251.

[14] Jung RE, Holderegger C, Sailer I, et al. The effect of all-ceramic and porcelain-fused-to-metal restorations on marginal peri-implant soft tissue color: a randomized controlled clinical trial. Int J Periodontics Restorative Dent, 2008, 28(4):357–365.

[15] Puisys A, Linkevicius T. The influence of mucosal tissue thickening on crestal bone stability around bone-level implants. A prospective controlled clinical trial. Clin Oral Implants Res, 2015, 26(2):123–129.

[16] Akcalı A, Trullenque-Eriksson A, Sun C, et al. What is the effect of soft tissue thickness on crestal bone loss around dental implants? A systematic review. Clin Oral Implants Res, 2017, 28(9):1046–1053.

[17] Schneider D, Grunder U, Ender A, et al. Volume gain and stability of peri- implant tissue following bone and soft tissue augmentation: 1-year results from a prospective cohort study. Clin Oral Implants Res, 2011, 22(1):28–37.

[18] Olsson M, Lindhe J. Periodontal characteristics in individuals with varying form of the upper central incisors. J Clin Periodontol, 1991, 18(1):78–82.

[19] De Rouck T, Eghbali R, Collys K, et al. The gingival biotype revisited: trans-parency of the periodontal probe through the gingival margin as a method to discriminate thin from thick gingiva. J Clin Periodontol, 2009, 36(5):428–433.

[20] Becker W, Ochsenbein C, Tibbetts L, et al. Alveolar bone anatomic proiles as measured from dry skulls. J Clin Periodontol, 1997, 24(10):727–731.

[21] Kao RT, Fagan MC, Conte GJ. Thick vs. thin gingival biotypes: a key determinant in treatment planning for dental implants. J Calif Dent Assoc, 2008, 36(3):193–198.

[22] Chen ST, Buser D. Clinical and esthetic outcomes of implants placed in postextraction sites. Int J Oral Maxillofac Implants, 2009, 24(Suppl):186–217.

[23] Chen ST, Darby IB, Reynolds EC. A prospective clinical study of non-submerged immediate implants: clinical outcomes and esthetic results. Clin Oral Implants Res, 2007, 18(5):552–562.

[24] Kan JY, Rungcharassaeng K, Umezu K, et al. Dimensions of peri-implant mucosa: an evaluation of maxillary anterior single implants in humans. J Periodontol, 2003, 74(4):557–562.

[25] Cardaropoli G, Lekholm U, Wennström JL. Tissue alterations at implant-supported single-tooth replacements: a 1-year prospective clinical study. Clin Oral Implants Res, 2006, 17(2):165–171.

[26] Lin G-H, Chan H-L, Wang H-L. Effects of currently available surgical and restorative interventions on reducing midfacial mucosal recession of immediately placed single-tooth implants: a systematic review. J Periodontol, 2014, 85(1):92–102.

[27] Chen ST, Buser D. Esthetic outcomes following immediate and early implant placement in the anterior maxilla—a systematic review. Int J Oral Maxillofac Implants, 2014, 29(Suppl):186–215.

[28] Funato A, Salama MA, Ishikawa T, et al. Timing, positioning, and sequential staging in esthetic implant therapy: a four-dimensional perspective. Int J Periodontics Restorative Dent, 2007, 27(4):313–323.

[29] Buser D, Martin W, Belser UC. Optimizing esthetics for implant restorations in the anterior maxilla: anatomic and surgical considerations. Int J Oral Maxillofac Implants, 2004, 19(7):43–61.

[30] Choquet V, Hermans M, Adriaenssens P, et al. Clinical and radiographic evaluation of the papilla level adjacent to single-tooth dental implants. A retro-spective study in the maxillary anterior region. J Periodontol, 2001, 72(10):1364–1371.

[31] Tarnow D, Cho S, Wallace S. The effect of inter-implant distance on the height of interimplant bone crest. J Periodontol, 2000, 71(4):546–549.

[32] Ramanauskaite A, Roccuzzo A, Schwarz F. A systematic review on the influence of the horizontal distance between two adjacent implants inserted in the anterior maxilla on the inter- implant mucosa ill. Clin Oral Implants Res, 2018, 29:62–70.

[33] Lang NP, Lindhe J. Clinical periodontology and implant dentistry, 2 Volume set. West Sussex, UK: Wiley, 2015.

[34] Spray JR, Black CG, Morris HF, et al. The influence of bone thickness on facial marginal bone response: stage 1 placement through stage 2 uncovering. Ann Periodontol, 2000, 5(1):119–128.

[35] Merheb J, Vercruyssen M, Coucke W, et al. The fate of buccal bone around dental implants. A 12-month postloading follow-up study. Clin Oral Implants Res, 2017, 28(1):103–108.

[36] Buser D, Chappuis V, Kuchler U, et al. Long-term stability of early implant placement with contour augmentation. J Dent Res, 2013, 92(12_suppl):176S–82S.

[37] Schwarz F, Giannobile W, Jung RE. Groups of the 2nd Osteology Foundation Consensus Meeting Evidence-based knowledge on the aesthetics and maintenance of peri-implant soft tissues: Osteology Foundation Consensus Report Part 2—Effects of hard tissue augmentation procedures on the maintenance of peri-implant tissues. Clin Oral Implants Res, 2018, Mar(29):11-13.

[38] Peri-implant mucositis and peri-implantitis: a current understanding of their diagnoses and clinical implications. J Periodontol, 2013, 84(4):436–443.

[39] Hammerle C, Chen ST, Wilson TGJ. Consensus statements and recommended clinical procedures regarding the placement of implants in extraction sockets. Int J Oral Maxillofac Implants, 2004, 19.(Suppl):26–28.

[40] Kan JYK, Rungcharassaeng K, Delorian M, et al. Immediate implant placement and provisionalization of maxillary anterior single implants. Periodontology, 2018, 2000

[41] Kan JY, Rungcharassaeng K, Lozada JL, et al. Facial gingival tissue stability following immediate placement and provisionalization of maxillary anterior single implants: a 2- to 8-year follow-up. Int J Oral Maxillofac Implants, 2011, 26(1):179–187.

[42] Cardaropoli G, Araujo M, Lindhe J. Dynamics of bone tissue formation in tooth extraction sites. J Clin Periodontol, 2003, 30(9):809–818.

[43] Buser D, Chappuis V, Belser UC, et al. Implant placement post extraction in esthetic single tooth sites: when immediate, when early, when late? Periodontology, 2017, 73(1):84–102.

[44] Tarnow DP, Chu SJ, Salama MA, et al. Flapless postextrac-tion socket implant placement in the esthetic zone: part 1. The effect of bone grafting and/or provisional restoration on facial-palatal ridge dimensional change-a retrospective cohort study. Int J Periodontics Restorative Dent, 2014, 34(3):323–331.

[45] Chappuis V, Engel O, Reyes M, et al. Ridge alterations post-extraction in the esthetic zone: a 3D analysis with CBCT. J Dent Res, 2013, 92(12_suppl):195S–201S.

[46] van Kesteren CJ, Schoolield J, West J, et al. A prospective randomized clinical study of changes in soft

tissue position following immediate and delayed implant placement. Int J Oral Maxillofac Implants, 2010,25(3):562–570.

[47] Esposito M, Barausse C, Pistilli R, et al. Immediate loading of post-extractive versus delayed placed single implants in the anterior maxilla: outcome of a pragmatic multicenter randomised controlled trial 1-year after loading. Eur J Oral Implantol, 2015, 8(4):347–358.

[48] Su H, González-Martín O, Weisgold A, et al. Considerations of implant abutment and crown contour: critical contour and subcritical contour. Int J Periodontics Restorative Dent, 2010, 30(4):335–343.

[49] Lops D, Bressan E, Parpaiola A, et al. Soft tissues stability of cad-cam and stock abutments in anterior regions: 2-year prospective multicentric cohort study. Clin Oral Implants Res, 2015, 26(12):1436–1442.

[50] The American Academy of Periodontology. Glossary of periodontal terms. Illinois, CA: American Academy of Periodontology, 2001.

[51] Jemt T. Regeneration of gingival papillae after single-implant treatment. Int J Periodontics Restorative Dent, 1997, 17(4):326–333.

[52] Nordland WP, Tarnow DP. A classification system for loss of papillary height. J Periodontol, 1998, 69(10):1124–1116.

[53] Schropp L, Isidor F. Clinical outcome and patient satisfaction following full-lap elevation for early and delayed placement of single-tooth implants: a 5-year randomized study. Int J Oral Maxillofac Implants, 2008, 23(4):733–743.

[54] Meijer HJ, Stellingsma K, Meijndert L, et al. A new index for rating aesthetics of implant-supported single crowns and adjacent soft tissues–the Implant Crown Aesthetic Index. Clin Oral Implants Res, 2005, 16(6):645–649.

[55] Fürhauser R, Florescu D, Benesch T, et al. Evaluation of soft tissue around single-tooth implant crowns: the pink esthetic score. Clin Oral Implants Res, 2005, 16(6):639–444.

[56] Belser UC, Grütter L, Vailati F, et al. Outcome evaluation of early placed maxillary anterior single-tooth implants using objective esthetic criteria: a cross-sectional, retrospective study in 45 patients with a 2-to 4-year follow-up using pink and white esthetic scores. J Periodontol, 2009, 80(1):140–151.

[57] Juodzbalys G, Wang HL. Esthetic Index for Anterior Maxillary Implant-Supported Restorations. J Periodontol, 2010, 81(1):34–42.

[58] Bassetti M, Kaufmann R, Salvi GE, et al. Soft tissue grafting to improve the attached mucosa at dental implants: A review of the literature and proposal of a decision tree. Quintessence Int, 2015, 46(6):499–510.

[59] Benic GI, Wolleb K, Sancho-Puchades M, et al. Systematic review of parameters and methods for the professional assessment of aesthetics in dental implant research. J Clin Periodontol, 2012, 39(s12):160–192.

[60] Prato GPP, Cairo F, Tinti C, et al. Prevention of alveolar ridge deformities and reconstruction of lost anatomy: a review of surgical approaches. Int J Periodontics Restorative Dent. 2004, 24(5):434–445.

[61] Poskevicius L, Sidlauskas A, Galindo-Moreno P, et al. Dimensional soft tissue changes following soft tissue grafting in conjunction with implant placement or around present dental implants: a systematic review. Clin Oral Implants Res, 2017, 28(1):1–8.

[62] Burkhardt R, Joss A, Lang NP. Soft tissue dehiscence coverage around endosseous implants: a prospective cohort study. Clin Oral Implants Res, 2008, 19(5):451–457.

[63] Roccuzzo M, Gaudioso L, Bunino M, et al. Surgical treatment of buccal soft tissue recessions around single implants: 1-year results from a prospective pilot study. Clin Oral Implants Res, 2014, 25(6):641–646.

[64] Zucchelli G, Mazzotti C, Mounssif I, et al. A novel surgical–prosthetic approach for soft tissue dehiscence coverage around single implant. Clin Oral Implants Res, 2013, 24(9):957–962.

[65] Zuhr O, Bäumer D, Hürzeler M. The addition of soft tissue replacement grafts in plastic peri-odontal and implant surgery: critical elements in design and execution. J Clin Periodontol, 2014, 41(s15):123–142.

[66] Cairo F, Pagliaro U, Nieri M. Treatment of gingival recession with coronally advanced lap procedures: a systematic review. J Clin Periodontol, 2008, 35(s8):136–162.

[67] Thoma DS, Buranawat B, Hämmerle CH, et al. Eficacy of soft tissue augmentation around dental implants and in partially edentulous areas: a systematic review. J Clin Periodontol, 2014, (s15):41, S77–S91.

[68] Chung DM, Oh T-J, Shotwell JL, et al. Significance of keratinized mucosa in maintenance of dental implants with different surfaces. J Periodontol, 2006, 77(8):1410–1420.

[69] Ten Bruggenkate C, Krekeler G, Van Der Kwast W, et al. Palatal mucosa grafts for oral implant devices. Oral Surg Oral Med Oral Pathol, 1991, 72(2):154–158.

[70] Bruschi GB, Crespi R, Capparé P, et al. Clinical study of lap design to increase the keratinized gingiva around implants: 4-year follow-up. J Oral Implantol, 2014, 40(4):459–464.

[71] Başeğmez C, Ersanlı S, Demirel K, et al. The comparison of two techniques to increase the amount of peri-implant attached mucosa: free gingival grafts versus vestibuloplasty. One-year results from a randomised controlled trial. Eur J Oral Implantol, 2012, 5(2):139–145.

[72] Basegmez C, Karabuda ZC, Demirel K, et al. The comparison of acellular dermal matrix allografts with free gingival grafts in the augmentation of peri-implant attached mucosa: a randomised controlled trial. Eur J Oral Implantol, 2013, 6(2):145–152.

[73] Lee K-H, Kim B-O, Jang H-S. Clinical evaluation of a collagen matrix to enhance the width of keratinized gingiva around dental implants. J Periodontal Implant Sci, 2010, 40(2):96–101.

[74] Thoma DS, Jung RE, Schneider D, et al. Soft tissue volume augmentation by the use of collagen-based matrices: a volumetric analysis. J Clin Periodontol, 2010, 37(7):659–666.

[75] Sanz M, Lorenzo R, Aranda JJ, et al. Clinical evaluation of a new collagen matrix (Mucograft® prototype) to enhance the width of keratinized tissue in patients with ixed prosthetic restorations: a randomized prospective clinical trial. J Clin Periodontol, 2009, 36(10):868–876.

[76] Lorenzo R, García V, Orsini M, et al. Clinical eficacy of a xenogeneic collagen matrix in augmenting keratinized mucosa around implants: a randomized controlled prospec-tive clinical trial. Clin Oral Implants Res, 2012, 23(3):316–324.

[77] Esposito M, Maghaireh H, Grusovin MG, et al. Soft tissue management for dental implants: what are the most effective techniques? A Cochrane systematic review. Eur J Oral Implantol, 2012, 5(3):221–238.

[78] Thoma DS, Naenni N, Figuero E, et al. Effects of soft tissue augmentation procedures on peri-implant health or disease: A systematic review and meta-analysis. Clin Oral Implants Res, 2018, 29:32–49.

第 3 章

种植体周围黏膜炎

3.1 定　义

近年来，关于种植体周围黏膜炎的定义一直被不断修订。最初，种植体周围黏膜炎被定义为"不伴有骨吸收的、发生在口腔种植体周围软组织的可逆性炎症"[1]，之后又被归入"种植体周围病"这类感染性疾病的集合术语中[2]。根据美国牙周病学会专业术语表中的描述[3]，种植体周围黏膜炎则被定义为一种不伴有牙槽骨吸收并且炎症仅局限于口腔种植体周围黏膜的炎性疾病。

3.2 病　因

种植体周围黏膜炎的主要病因是口腔种植体上细菌生物膜的积聚[4-5]。种植体植入后不久，牙菌斑便可以种植体表面聚集并定植[6-7]。这种生物膜和存在于天然牙列上的生物膜类似，并且其炎症过程也与天然牙的牙龈炎相似[8]。Ericsson 等人[9]的动物研究表明，种植体周围黏膜的炎症是因为种植体基台上长时间的菌斑积聚所导致的炎性细胞浸润造成的。这一发现进一步得到了体内实验的支持，研究表明菌斑的聚集可引发种植体周围炎症[8, 10-11]。

3.2.1 危险因素

种植体周围黏膜炎的危险因素有很多。迄今为止，在种植体周围黏膜炎的发展过程中，危险因素有：口腔卫生不良、吸烟、放射治疗和粘接剂残留[12]。

3.2.1.1　口腔卫生不良

Pontoriero 等人[13]进行的一项临床研究表明，不良的口腔卫生和牙菌斑的积聚与种植体周围黏膜炎的发生发展之间存在明确的因果关系。并且当采取措施维护良好的口腔卫生时，实验性种植体周围黏膜炎得到了有效逆转[14]。最近的一项横断面研究通过多个层面分析充分肯定了良好的口腔卫生的重要性，该研究明确指出高菌斑指数是种植体周围黏膜炎的危险因素[15]。

3.2.1.2 吸烟和放射治疗

Karbach 等人[16]对 100 例患者进行了为期 1~19 年的随访研究，结果显示吸烟是影响种植体周围黏膜炎发展的另一个重要危险因素。同样，Roos Janseker 等人[17]和 Rinke 等人[18]也指出吸烟是导致种植体周围黏膜炎的一个潜在的危险指标。

在评估吸烟作为种植体周围黏膜炎危险因素的该项研究中，Karbach 等人[16]指出放射治疗也是种植体周围炎症存在的一个"解释变量"。

3.2.1.3 粘接剂残留与不良修复设计

越来越多的证据表明龈下组织中残留的粘接剂会导致种植体周围组织发生炎症[19]。Linkevicius 等人进行了一项前瞻性研究，评估修复体边缘的位置对不易临床发现的粘接剂残留量的影响，结果显示修复体边缘龈下位置越深，临床未检测到的残留粘接剂存在的可能性就越大。当修复体边缘位于龈下 2~3mm 时，残留粘接剂最多。如果种植冠修复体颈部形态存在大于 2mm 的倒凹时，即使修复体边缘较浅，粘接剂残留的可能性也会显著增加[20]。

近期的一篇文献综述阐述了粘接剂残留作为种植体周围病危险因素的作用，结论表明与螺丝固位的种植修复方式相比，粘接固位的种植修复方式更易引起种植体周围病[21]。作者主张在种植修复 2 周后开始收集基线数据，之后定期随访以便早期发现种植体周围黏膜炎症状和残留的粘接剂。在另一项回顾性病例研究中，作者分析比较了慢性牙周炎病史对于螺丝固位的修复方式和粘接固位修复方式修复效果的差异。该研究结果表明，相比于没有慢性牙周炎病史和粘接剂残留问题的患者（40.8 个月），有慢性牙周炎病史和粘接剂残留问题的患者的种植体周围病病情进展更快（23.4 个月）；而有慢性牙周病史，以螺丝固位方式修复的患者发生种植体周围病的发病率较低。因此对有牙周病病史的患者建议尽量使用螺丝固位的方式完成种植上部修复[22]。

3.2.1.4 潜在新兴危险因素

虽然糖尿病、基台表面特征、角质化组织缺失、遗传学、性别、时间、饮酒和类风湿性关节炎这些因素作为种植体周围黏膜炎的危险因素还证据不足[12-23]，但是在为后期准备种植的患者制定治疗计划时，或者为现已完成种植修复的患者制定个体化修复后维护方案时，都应考虑这些因素。

3.3 诊 断

目前用于定义种植体周围黏膜炎的诊断标准还存在差异[24]。一项研究认为在没有骨吸收的情况下种植体周围有探诊出血现象即为种植体周围黏膜炎[25]。然而，在另一项研究中，种植体周围黏膜炎的定义标准为：存在菌斑、探诊深度 ≤ 5mm，以及有通过修正出血指数表示的炎症表现[26]。最近，Felo 等人将种植体周围黏膜炎的诊断标准定义为：有探诊出血、修正牙龈指数 >1.5、修正菌斑指数 >1.5 和探诊深度 ≤ 3mm。

在所有诊断参数中，探诊出血是所有研究中一直被用作诊断种植体周围黏膜炎的一项指标。

3.3.1　探诊出血

诊断种植体周围黏膜炎的临床方法是轻柔探诊出血（<0.25N）[28]。一项动物实验研究发现，对种植体周围健康黏膜组织进行探诊不会发生出血，而对种植体周围有黏膜炎的地方探诊时会出血[29]。

炎性体征如水肿、发红、增生以及探诊出血的存在是种植体周围黏膜炎的病理特征（图 3.1，图 3.2a~c）。

3.3.2　探诊深度 /X 线评估

使用轻柔力量（0.2~0.3N）进行牙周探查被认为是诊断种植体周围病的有效临床检查方式[30]。

为了确认种植体周围黏膜炎的诊断，从完成种植上部修复部件开始记录的探诊深度，同时结合参考基线 X 线片是很重要的[31]。

3.3.3　发病率

关于种植体周围病的发病率，目前的文献的研究结果仍有很大的局限性。这些问题大多与研究设计有关，如样本量较小、随机化偏倚、横断面性质和短期随访。此外，骨丢失阈值的变化也影响疾病分类和发病率。在最近的一项系统综述中，报道了受试者的种植体周围黏膜炎的发病率在 19%~65%[32]，进一步的 meta 分析结果估计种植体周围黏膜炎的加权平均发病率为 43%（95% CI：32%~54%）[33]。

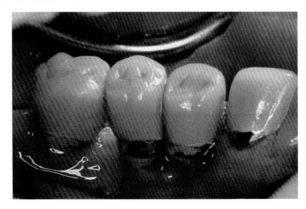

图 3.1　种植体周围组织（舌侧黏膜）的局部炎症

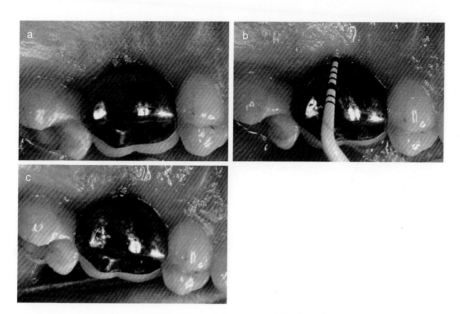

图 3.2　a.肉眼可见种植体周围龈边缘黏膜组织发红。b.临床探诊深度小于 4mm。c.探诊时出血

3.4　管理 / 治疗选择

　　清除基台 / 种植体表面的牙菌斑是治疗种植体周围黏膜炎的主要目标。这一目标可以通过对患者进行健康教育、口腔卫生指导、专业洁治术以及其他有效措施来实现。

　　目前文献中有证据表明当用推荐的治疗方法对种植体周围黏膜炎进行有效治疗时，它类似于牙龈炎，是完全可逆的 [13-14]。然而，一项研究报告发现，当口腔卫生预防措施恢复后的第 3 周，实验性诱导的人种植体周围黏膜炎并未得到完全治愈 [14]。但另一项最近的研究反驳了这些结果，该研究表示在老年人群中，恢复有效的口腔卫生预防措施可完全消除种植体周围黏膜炎 [34]。值得注意的是，这两项研究中都提到了龈沟液炎性生物标志物回到了基线水平（图 3.3，图 3.4）。

　　种植体周围黏膜炎的治疗至关重要。因为有证据表明，对一些患者来说，如果缺乏定期的支持性种植体周围维护可能导致种植体周围黏膜炎发展成为种植体周围病。研究表明，经过 5 年的定期种植体周围维护后，只有 18% 的患者会出现种植体周围病，而在没有常规口腔卫生维护的患者人群中，有 43.9% 的患者会出现种植体周围病 [35]。

　　治疗种植体周围黏膜炎的首要目标是防止菌斑积聚。通过清除积聚在与黏膜组织接触的基台表面及上部修复体周围的生物膜可以有效去除菌斑。对患者和临床治疗医生来说，实现这一目标的挑战是种植体基台的表面纹理和设计、修复体或上部结构的设计方式，患者是否能够掌握有效维护口腔卫生的能力和患者的依从性。

　　初步诊断种植体周围黏膜炎后，临床医生将采用双管齐下的方法进行治疗（表 3.1）。

第一种方法旨在控制或改变局部或全身性病因，如戒烟咨询、修复体设计方式的改良、患者健康教育和口腔卫生指导。

第二种方法旨在保持种植体周围组织的健康，例如建立专业的、以患者为中心的种植体周围清洁治疗方案和口腔卫生健康维护计划。

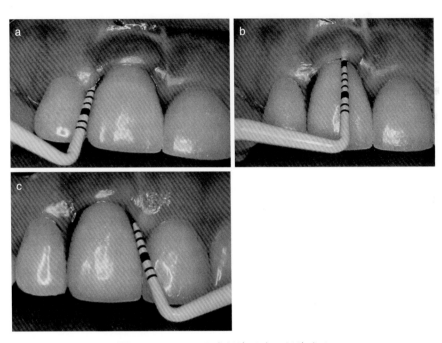

图 3.3　3~5mm 临床探诊深度，探诊出血

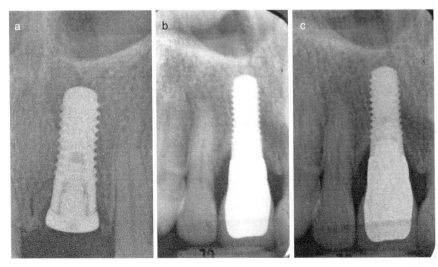

图 3.4　a.种植后初始基线 X 线片。b.种植修复 1 年后的 X 线片，c.修复 6 年后的 X 线片显示除生理重建外没有任何骨吸收的迹象

表 3.1　种植体周围黏膜炎管理

患者健康教育			
系统因素	局部因素	种植体周围洁治术	维护
吸烟	修复体设计（不利于口腔卫生维护）	患者自我管理	个性化方案
无法或者没有能力进行口腔卫生维护	粘接剂残留	专业管理	

3.4.1　患者教育

在种植治疗开始之前，让每个患者知道有效控制牙菌斑及对种植修复体进行良好的个人口腔维护是至关重要的。对于过去有慢性或侵袭性牙周炎病史以及因为这些疾病导致牙齿脱落的患者来说，口腔健康教育尤其必要。

3.4.2　系统和局部因素

3.4.2.1　系统因素

吸　烟

与患者讨论吸烟对种植体周围组织健康的影响是非常重要的。最近的微生物学研究表明，吸烟可能影响种植体周围的微生物菌群，从而为种植体周围病的发生与发展创造了一个高风险的细菌群落[36]。众多文献中已将吸烟确定为影响种植体周围黏膜炎的独立危险因素[37]。

影响实施充分的口腔卫生清洁能力的系统因素

各种原因导致的维护口腔卫生的能力丧失的因素都可以归为系统性因素，例如患有影响个人进行有效口腔卫生维护的认知能力或生理方面的疾患。对于像患有阿尔茨海默氏症、老年痴呆症或帕金森氏症等疾病的患者，维护口腔卫生的工作可能会由亲人或医护人员承担。在这一点上，充分的个性化评估就至关重要。对于佩戴全口种植体支持式修复体的患者来说，可能需要将上部的固定修复体转换为可摘修复体，以便利于帮助患者进行日常的家庭护理维护。

3.4.2.2　局部因素

修复体设计的改变

为了能够有效控制菌斑，需要对拟开展治疗的口内健康状况以及上部种植修复体情况进行评估。调整种植修复体使其边缘适当进入种植体周围软组织并对患者进行口腔卫生宣教对口腔种植体的长期维护至关重要（图 3.5，图 3.6）。

盖嵴式修复体、缩窄的邻面外展隙和种植体支持式固定修复体的边缘都会影响口腔卫生的维护。一项研究表明，种植体周围炎病例中有 48% 是因为修复体设计不利于进行充分的口腔卫生清洁。此外，该作者还指出在研究的种植体中有74%发现牙菌斑控制不佳[38]。

然而，值得注意的是，简单地调整修复体或上部结构的外形往往不能解决全部问题。如果在周围组织足够健康的条件下，重新制作一个新的修复体是十分必要的（图3.7，图3.8），如原修复体颊侧边缘设计成义龈瓷的盖嵴式的修复体病例（图3.9）。

粘接剂

由于常规治疗对于一定比例的种植体周围黏膜炎病例效果不佳，因此不容易确定

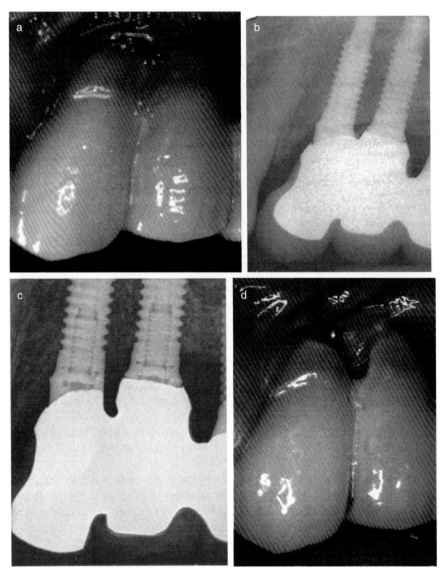

图3.5 a.关闭外展隙。b.就位不良的修复体和残留粘接剂的影像学证据。c.5年内骨水平稳定的影像学证据。d.扩展外展隙

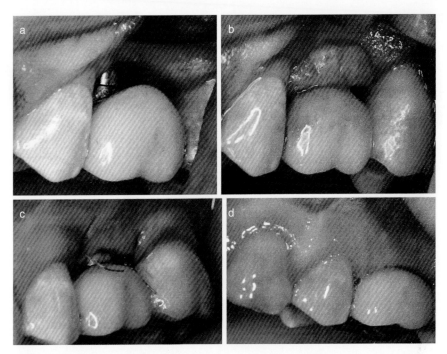

图 3.6　a. 由于种植体的植入位置不理想（偏腭方和偏冠方）导致颊侧修复体边缘过高。b. 重新修复调改修复体轮廓和软组织移植。c. 软组织移植物缝合。d. 种植体周围健康组织的 5 年随访

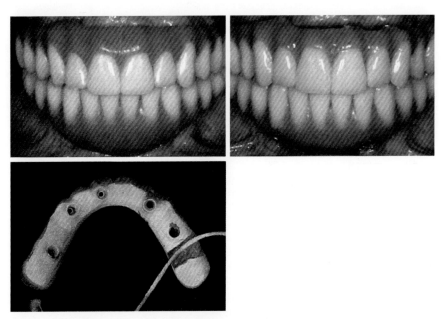

图 3.7　调整后的修复体龈方轮廓利于口腔卫生的维护。在修复体的龈端底部涂抹指示剂可以显示合适的龈方轮廓，有利于充分地进行口腔卫生的维护（J.Viquez 博士提供）

残留粘接剂是否是种植体周围黏膜炎的一个促成因素[25]。即使每次我们都尽力去除粘接剂,很多时候通过X线片并不能检测到残留的粘接剂,但在种植修复体周围和种植体周围软组织中还是会发现粘接剂[20](图3.10,图3.11)。

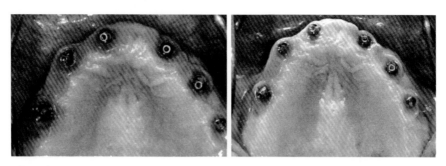

图3.8 修复体外形的调磨、口腔卫生指导和患者的依从性致使种植体周围炎症显著减弱(J.Viquez博士提供)

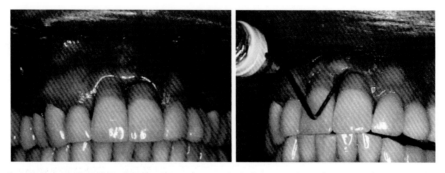

图3.9 对于患者和医疗保健卫生士来说,粉色义龈瓷盖嵴部的凸起轮廓边缘会使牙菌斑非常难以清除

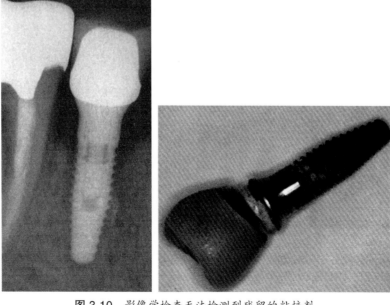

图3.10 影像学检查无法检测到残留的粘接剂

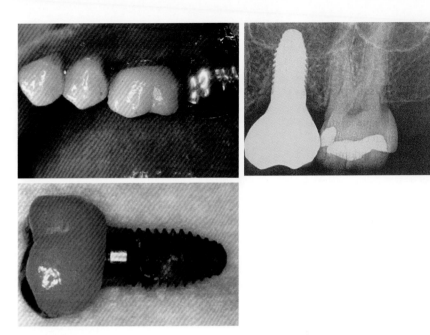

图 3.11 因为植体表面螺纹处存在残留的粘结剂，引发了难以处理的种植体周围持续性的炎症和溢脓，最终导致种植体脱落

为了解决种植体周围的炎症，最初应尝试通过非手术方式去除残留的粘接剂，并仔细监测软组织和硬组织的恢复状态。如果发现炎症持续存在和（或）种植体周围有骨吸收的迹象，建议去除上部结构或进行种植体冠方延长术以获得更好的通路清除残留的粘接剂。

3.4.3 患者自我管理的菌斑控制

3.4.3.1 口腔卫生指导

参照牙周病患者的口腔卫生指导，也需要给予口腔种植患者的口腔卫生指导。临床医生应评估患者个人进行菌斑控制的能力并为其建立个体化指导方案，推荐将牙菌斑指数作为口腔卫生维护结果的指标[39]（Renvert S 和 Giovannoli JL 2012 年教科书）。

在回顾当前关于患者自我管理的控制菌斑的文献中，研究者发现的一个问题是：通常在治疗开始时没有给出关于种植体周围黏膜炎任何定义，同时也没有报告菌斑控制后效果[40]。可见，口腔卫生宣教通常是在经验的基础上进行的。

3.4.4 机械方法控制菌斑

3.4.4.1 电动牙刷与手动牙刷

手动牙刷和电动牙刷都可以用于日常患者自我的口腔卫生管理。对手动和电动牙刷在患者自我管理－控制牙菌斑效果的 4 项研究中，结果显示电动牙刷和手动牙刷之间没有明显的区别[40]。

一篇 Cochrane 系统综述表明，患者似乎更喜欢应用电动牙刷进行口腔卫生维护，但其与维护效果的相关性很弱[41]。

3.4.4.2　牙线和牙间隙刷

已经证明仅仅单独使用牙刷无法保证彻底清除牙齿周围的牙菌斑。现在，多种牙科护理工具已经广泛用于清洁牙齿间隙，例如牙线、牙间隙刷和牙签。

最近的一项随机临床试验比较了牙线和牙间隙刷在控制和降低种植体菌斑指数和探诊出血方面的效果[43]。在 6 个月的随访中，两者在控制菌斑或出血指数方面没有显著差异（图 3.12）。

给同一群人发一份定性疼痛问卷，患者对牙间隙刷的易用性方面表现出轻微的偏好（图 3.13）。

最近有一个病例报道，在暴露粗糙表面的种植体周围龈下组织内发现有牙线残留物[44]，还有一些病例报道也指出了一些患者对有涂层或有香味的牙线存有潜在过敏反应[45]。因此，在这种情况下，临床医生在推荐口腔卫生辅助工具时也应该考虑患者的个人需求和基本情况。

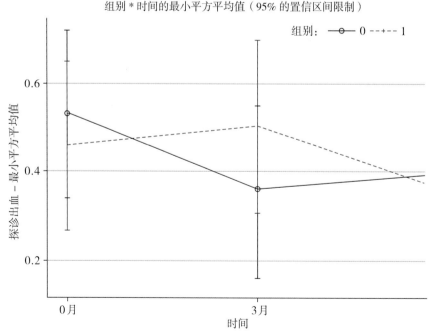

图 3.12　比较随访 6 个月时，使用牙线（蓝色）和牙间隙刷（红色）的患者在种植体周围组织探诊出血的平均值没有显示出统计学差异

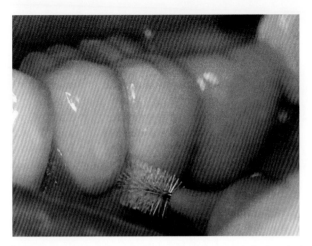

图 3.13　在最近的临床试验中，患者发现牙间隙刷比牙线使用起来更加方便

3.4.5　化学方法控制菌斑

3.4.5.1　牙　膏

有两项研究比较了在使用手动牙刷的情况下，应用含有三氯生的牙膏和含有氟化钠的牙膏的功效区别[46-47]。两项研究都报告了与使用含有氟化钠的牙膏相比，在使用含有三氯生的牙膏 6 个月后探诊出血的状况大幅减少。研究结果可以通过 Trombelli 和 Farina[48] 所提出的三氯生的抗炎作用来解释。然而，因为这两项研究都没有报道种植体周围黏膜炎消退患者的具体数量，所以应该谨慎解释研究结果[40]。

3.4.5.2　凝　胶

在一项双盲随机临床试验中，在结合使用手动牙刷的条件下，将 0.5% 氯己定凝胶与使用安慰剂凝胶应用效果进行了比较，所有患者都学习了专业的机械清洁术，两组的平均探诊深度和探诊出血次数都有所减少，但组间没有统计学上的显著差异[25]。

3.4.5.3　漱口水

推荐使用各种抗菌漱口水作为患者自我管理的机械清洁维护疗法的辅助手段，精油和氯己定漱口水已经用于临床试验。

有学者研究漱口水的不同使用方法，即单纯漱口和使用冲牙器。

单纯漱口

Ciancio 等人[49] 研究了没有接受过机械专业清洁治疗的患者使用精油漱口水（Listerine®）漱口后的效果：与安慰剂组相比，对照组患者应用精油漱口水后牙菌斑和牙龈炎症有所减少。另一项研究比较了用 0.2% 氯己定漱口水漱口和 1% 氯己定凝胶自我局部给药的疗效差异，De Siena 等人[50] 提出与基线水平相比，随访 3 个月时两组出血指数均有所下降，两种方法的抗炎效果相当。但由于该研究缺乏合适的对照组，无法单独评估氯己定漱口水产品的疗效。

使用冲牙器

有研究比较了把 0.06% 氯己定溶液装入冲牙器后冲洗和单纯使用 0.12% 氯己定溶液漱口的效果差异，结果显示使用冲牙器更有利于减少种植体周围黏膜炎，冲牙器组中色素和结石形成更少[27]。

3.4.6 专业洁治术

尽管专业洁治术对成功治疗种植体周围病至关重要，但从长远来看，仅仅做到这点是不够的。在维持种植体周围组织健康方面，患者自身对菌斑的管理与控制也是至关重要的[51]。

3.4.6.1 刮匙、超声波和声波仪器

最近的一项针对种植体周围维护的患者开展随机对照临床试验研究，比较了使用不含填料的树脂尖端（Hu-Friedy Implacare Ⅱ）的手动刮治器和压电超声洁牙器（Tigon W&H）两种洁治方法的效果。结果随访 1 年后，两组患者在出血指数、菌斑指数或探诊深度方面都没有差异，细胞因子生化检测和患者偏好方面也没有揭示两种维护治疗方式之间的任何差异[52]。在另一项多中心研究中，比较了使用塑料工作端超声波洁牙器、应用抛光膏进行橡皮杯抛光、钛刮匙以及含有甘氨酸粉末喷砂的洁治效果，结果显示所有治疗方法都可以有效地减少种植体周围黏膜炎的发生率。各组治疗方法效果之间没有统计学显著差异[53]。

3.4.6.2 喷砂抛光

甘氨酸粉末似乎是喷砂抛光设备的首选原料，因为相比于碳酸氢钠，它对钛表面的磨损程度似乎更弱[54]。但两项随机对照临床试验的研究结果均未能显示使用喷砂抛光装置能使探诊出血程度减弱或种植体周围黏膜炎得到治愈[55-56]。最近的系统综述和 meta分析得出结论"使用甘氨酸粉末进行喷砂抛光可以作为一种有效控制黏膜炎的治疗方法"[57]。

3.4.6.3 辅助局部抗菌药物

与单独应用机械洁治术相比，使用 0.12% 氯己定溶液进行专业冲洗和涂覆氯己定凝胶并没有显示出任何抗菌优势[26]。研究结果也得到了最近一项临床试验的支持。该临床试验对应用 0.12% 洗必泰溶液进行龈下冲洗联合日常家庭漱口和机械洁治疗法与使用安慰剂溶液联合机械洁治疗法两种治疗方法的疗效进行了比较。结果显示虽然这两种治疗方法在缓解炎症和减少种植体周围黏膜炎方面都是有效的，但作者也发现，并不是所有部位的炎症都可以通过这两种方法得到完全缓解[58]。

Thone-Muhling 等人[59]调查了全口清洁治疗方案对于治疗种植体周围黏膜炎的疗

效，结果发现全口清洁只能暂时抑制细菌，后期细菌仍旧有重新积聚的趋势。

在另一项双盲随机临床试验中，研究者要求患者每天用手动牙刷配合 0.5% 氯己定（实验组）或安慰剂凝胶（对照组）进行刷牙。与观察期 1 个月时相比，在 3 个月时两组患者在诊出血的平均位点数量上显著减少，平均探诊深度也显著减少。但是实验组和对照组两组的疗效并没有显著差异 [25]。

3.4.6.4　辅助局部和全身抗生素

Renvert 等人 [60] 的研究比较了机械洁治术后局部使用米诺环素或氯己定凝胶的治疗效果。结果显示：在随访 1 年后，两组在临床探诊深度和菌斑水平方面没有差异（图 3.14）。将四环素纤维用于治疗种植体周围黏膜炎和软组织增生时，也发现了相似的研究结果。在研究全身性使用抗生素效果时也是如此。另一项临床试验研究比较了全身系统地使用阿奇霉素联合机械洁治术与单纯机械洁治术对治疗种植体周围黏膜炎的疗效，该研究结果显示两组的细菌集落计数之间没有任何差异 [61]。

3.5　小　结

治疗种植体周围黏膜炎的主要方法是对患者进行口腔健康卫生宣教和患者实行自我管理的菌斑控制。适宜的种植修复体设计，适当的口腔卫生维护辅助设备的提供以及它们的合理使用也是至关重要的。对种植体周围组织提出的专业性评估和治疗计划是治疗种植体周围病的基石。

尽管已经证实临床上可以通过专业洁治术和完善的口腔卫生状况维护措施有效地改善种植体周围黏膜炎病变，但值得注意的是上述治疗方法并非对所有种植体周围病变都有效。因此，辅助治疗方法（如患者自我或专业管理的化学菌斑控制方法）可能有一些额外的益处。辅助治疗的实施取决于临床医生根据患者的个人需求选择并制定合适的治疗计划。

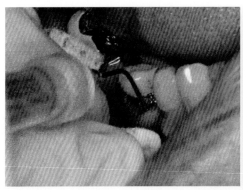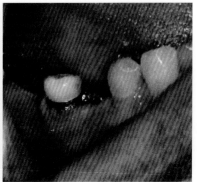

图 3.14　局部应用抗生素

> 对牙科专业人员的建议 [37]（改编自 Jepsen 等人）
>
> ·种植体植入治疗前应进行个体风险评估；存在牙周疾病、口腔卫生习惯差或吸烟等因素应在植入治疗开始前控制或解决。
>
> ·应在开始治疗前告知患者生物学并发症的风险，以及采取适当的口腔卫生预防措施和种植体周围维护是十分必要的。
>
> ·应根据临床症状和影像学资料建立专业化、个性化、支持性的种植体周围维护措施（图 3.15）。

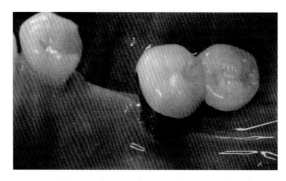

图 3.15 由于患者出色的口腔卫生维护和良好的专业治疗措施支持，清洁困难的口腔区域仍可见种植体周围健康的软组织

参考文献

[1] Albrektsson T, Isidor F. Criteria for success and failure of an implant system. Consensus report. In: Proceedings of the 1st European workshop on Periodontology. Chicago, IL: Quintessence, 1994: 243–244.

[2] Lindhe J, Meyle J. Peri-implant diseases: consensus report of the sixth European Workshop on Periodontology. J Clin Periodontol, 2008, 35(8):282–285.

[3] The American Academy of Periodontology. Glossary of periodontal terms. Illinois, CA: American Academy of Periodontology, 2001.

[4] Berglundh T, Zitzmann NU, Donati M. Are peri-implantitis lesions different from periodontitis lesions? J Clin Periodontol, 2011, 38(s11):188–202.

[5] Tonetti MS, Chapple IL, Jepsen S, et al. Primary and secondary prevention of periodontal and peri-implant diseases. J Clin Periodontol, 2015, 42(S16):S1–S4.

[6] van Winkelhoff AJ, Goené RJ, Benschop C, et al. Early colonization of dental implants by putative periodontal pathogens in partially edentulous patients. Clin Oral Implants Res, 2000, 11(6):511–520.

[7] Fürst MM, Salvi GE, Lang NP, et al. Bacterial colonization immediately after installation on oral titanium implants. Clin Oral Implants Res, 2007, 18(4):501–508.

[8] Leonhardt Å, Berglundh T, Ericsson I, et al. Putative periodontal and teeth in pathogens on titanium implants and teeth in experimental gingivitis and periodontitis in beagle dogs. Clin Oral Implants Res, 1992, 3(3):112–119.

[9] Ericsson I, Berglundh T, Marinello C, et al. Long-standing plaque and gingivitis at implants and teeth in the

dog. Clin Oral Implants Res, 1992, 3(3):99–103.

[10] Quirynen M, Vogels R, Peeters W, et al. Dynamics of initial subgingival colonization of 'pristine' peri-implant pockets. Clin Oral Implants res, 2006, 17(1):25–37.

[11] Zitzmann NU, Berglundh T, Marinello CP, et al. Experimental peri-implant mucositis in man. J Clin Periodontol, 2001, 28(6):517–523.

[12] Renvert S, Polyzois I. Risk indicators for peri-implant mucositis: a systematic literature review. J Clin Periodontol, 2015, 42(S16):S172–S186.

[13] Pontoriero R, Tonelli MP, Carnevale G, et al. Experimentally induced peri-implant mucositis. A clinical study in humans. Clin Oral Implants Res, 1994, 5(4):254–259.

[14] Salvi GE, Aglietta M, Eick S, et al. Reversibility of experimental peri-implant mucositis compared with experimental gingivitis in humans. Clin Oral Implants Res, 2012, 23(2):182–190.

[15] Konstantinidis IK, Kotsakis GA, Gerdes S, et al. Cross-sectional study on the prevalence and risk indicators of peri-implant diseases. Eur J Oral Implantol, 2015, 8(1):75–88.

[16] Karbach J, Callaway A, Kwon YD, et al. Comparison of ive parameters as risk factors for peri-mucositis. Int J Oral Maxillofac Implants, 2009, 24(3):491–496.

[17] Roos-Jansåker AM, Renvert H, Lindahl C, et al. Nine-to fourteen-year follow-up of implant treatment. Part Ⅲ : factors associated with peri-implant lesions. J Clin Periodontol, 2006, 33(4):296–301.

[18] Rinke S, Ohl S, Ziebolz D, et al. Prevalence of periimplant disease in par-tially edentulous patients: a practice-based cross-sectional study. Clin Oral Implants Res, 2011, 22(8):826–833.

[19] Wilson TG Jr. The positive relationship between excess cement and peri-implant disease: a prospective clinical endoscopic study. J Periodontol, 2009, 80(9):1388–1392.

[20] Linkevicius T, Vindasiute E, Puisys A, et al. The influence of the cementation margin position on the amount of undetected cement. A prospective clinical study. Clin Oral Implants Res, 2013, 24(1):71–76.

[21] Staubli N, Walter C, Schmidt JC, et al. Excess cement and the risk of peri-implant disease—a systematic review. Clin Oral Implants Res, 2017, 28(10):1278–1290.

[22] Linkevicius T, Puisys A, Vindasiute E, et al. Does residual cement around implant-supported restorations cause peri-implant disease? A retrospective case analysis. Clin Oral Implants Res, 2013, 24(11):1179–1184.

[23] Peri-implant mucositis and peri-implantitis: a current understanding of their diagnoses and clinical implications. J Periodontol, 2013, 84(4):436–443.

[24] Figuero E, Graziani F, Sanz I, et al. Management of peri-implant mucositis and peri-implantitis. Periodontol 2000, 2014, 66(1):255–273.

[25] Heitz-Mayield LJ, Salvi GE, Botticelli D, et al. Anti-infective treatment of peri-implant mucositis: a randomised controlled clinical trial. Clin Oral Implants Res, 2011, 22(3):237–241.

[26] Porras R, Anderson GB, Caffesse R, et al. Clinical response to 2 different therapeutic regimens to treat peri-implant mucositis. J Periodontol, 2002, 73(10):1118–1125.

[27] Felo A, Shibly O, Ciancio SG, et al. Effects of subgingival chlorhexidine irrigation on peri-implant maintenance. Am J Dent, 1997, 10(2):107–110.

[28] Zitzmann NU, Berglundh T. Deinition and prevalence of peri-implant diseases. J Clin Periodontol, 2008, 35(s8):286–291.

[29] Lang NP, Wetzel AC, Stich H, et al. Histologic probe penetration in healthy and inflamed peri-implant tissues. Clin Oral Implants Res. 1994, 5(4):191–201.

[30] Heitz-Mayield LJ. Peri-implant diseases: diagnosis and risk indicators. J Clin Periodontol, 2008, 35(s8):292–304.

[31] Todescan S, Lavigne S, Kelekis-Cholakis A. Guidance for the maintenance care of dental implants: clinical review. J Can Dent Assoc, 2012, 78:c107.

[32] Derks J, Tomasi C. Peri-implant health and disease. A systematic review of current epidemiology. J Clin Periodontol, 2015, 42(S16):S158–S171.

[33] Papathanasiou E, Finkelman M, Hanley J, et al. Prevalence, etiology and treatment of peri-implant mucositis and peri-implantitis: a survey of periodontists in the United States. J Periodontol, 2016, 87(5):493–501.

[34] Meyer S, Giannopoulou C, Courvoisier D, et al. Experimental mucositis and experimental gingivitis in persons aged 70 or over. Clinical and biological responses. Clin Oral Implants Res, 2017, 28(8):1005–1012.

[35] Costa FO, Takenaka-Martinez S, Cota LO, et al. Peri-implant disease in subjects with and without preventive maintenance: a 5-year follow-up. J Clin Periodontol, 2012, 39(2):173–181.

[36] Tsigarida AA, Dabdoub SM, Nagaraja HN, et al. The influence of smoking on the peri-implant microbiome. J Dent Res, 2015, 94(9):1202–1217.

[37] Jepsen S, Berglundh T, Genco R, et al. Primary prevention of peri-implantitis: Managing peri-implant mucositis. J Clin Periodontol, 2015, 42(S16):S152–S157.

[38] Serino G, Ström C. Peri-implantitis in partially edentulous patients: association with inadequate plaque control. Clin Oral Implants Res, 2009, 20(2):169–174.

[39] Renvert S, Giovannoli J-L. Peri-implantitis. Hanover Park, IL: Quintessence International, 2012.

[40] Salvi GE, Ramseier CA. Eficacy of patient-administered mechanical and/or chemical plaque control protocols in the management of peri-implant mucositis. A systematic review. J Clin Periodontol, 2015, 42(S16):S187–S201.

[41] Grusovin MG, Coulthard P, Worthington HV, et al. Interventions for replacing missing teeth: maintaining and recovering soft tissue health around dental implants. Cochrane Database Syst Rev, 2010, 8:CD003069.

[42] Salvi GE, Chiesa AD, Kianpur P, et al. Clinical effects of interdental cleansing on supragingival bioilm formation and development of experimental gingivitis. Oral health & preventive dentistry, 2009, 7(4):383–391.

[43] Nwachukwu OG, Dick M, Atout R, et al. A comparison of the eficacy of two different interdental protocols around dental implants in maintenance patients: A randomized controlled trial. (Submitted for publication).

[44] van Velzen FJ, Lang NP, Schulten EA, et al. Dental loss as a possible risk for the development of peri-implant disease: an observational study of 10 cases. Clin Oral Implants Res, 2016, 27(5):618–621.

[45] Kelekis-Cholakis A, Perry JB, Pfeffer L, et al. Successful treatment of generalized refractory chronic periodontitis through discontinuation of waxed or coated dental loss use: A report of 4 cases. Am Dent Assoc, 2016, 147(12):974–978.

[46] Ramberg P, Lindhe J, Botticelli D, et al. The effect of a triclosan dentifrice on mucositis in subjects with dental implants: a six-month clinical study. J Clin Dent, 2009, 20(3):103.

[47] Prasad KV, Sreenivasan PK, Rajesh G, et al. The eficacy of den-tifrices on extrinsic tooth stains among community dwelling adults in India—a randomised controlled trial. Community Dent Health, 2011, 28:201–205.

[48] Trombelli L, Farina R. Eficacy of triclosan-based toothpastes in the prevention and treatment of plaque-induced periodontal and peri-implant diseases. Minerva Stomatol, 2013, 62(3):71–88.

[49] Ciancio SG, Lauciello F, Shibly O, et al. The effect of an antiseptic mouth-rinse on implant maintenance: plaque and peri-implant gingival tissues. J Periodontol, 1995, 66(11):962–965.

[50] Siena F, Francetti L, Corbella S, et al. Topical application of 1% chlorhexidine gel versus 0.2% mouthwash in the treatment of peri-implant mucositis. An observational study. Int J Dent Hyg, 2013, 11(1):41–47.

[51] Tonetti MS, Eickholz P, Loos BG, et al. Principles in prevention of periodontal diseases. J Clin Periodontol,

2015, 42(S16):S5–S11.

[52] Castro M, Dick M, Atout R, et al. A 12-month comparison of piezo ultrasonic scaler and hand instrumentation in the maintenance of peri-implant tissues: A randomized clinical trial. (Submitted for publication).

[53] Blasi A, Iorio-Siciliano V, Pacenza C, et al. Bioilm removal from implants supported restoration using different instruments: a 6-month comparative multicenter clinical study. Clin Oral Implants Res, 2014, 27(2):e68–e73.

[54] Schwarz F, Ferrari D, Popovski K, et al. Influence of different air-abrasive powders on cell viability at biologically contaminated titanium dental implants surfaces. J Biomed Mater Res B Appl Biomater, 2009, 88(1):83–91.

[55] Riben-Grundstrom C, Norderyd O, André U, et al. Treatment of peri-implant mucositis using a glycine powder air-polishing or ultrasonic device: a randomized clinical trial. J Clin Periodontol, 2015, 42(5):462–469.

[56] Ji YJ, Tang ZH, Wang R, et al. Effect of glycine powder air-polishing as an adjunct in the treatment of peri-implant mucositis: a pilot clinical trial. Clin Oral Implants Res, 2014, 25(6):683–689.

[57] Schwarz F, Becker K, Renvert S. Eficacy of air polishing for the non-surgical treatment of peri-implant diseases: a systematic review. Journal of clinical periodontology, 2015, 42(10):951–959.

[58] Menezes KM, Fernandes-Costa AN, Neto RD, et al. Eficacy of 0.12% chlorhexidine gluconate for non-surgical treatment of peri-implant mucositis. J Periodontol, 2016, 87(11):1305–1313.

[59] Thöne-Mühling M, Swierkot K, Nonnenmacher C, et al. Comparison of two full-mouth approaches in the treatment of peri-implant mucositis: a pilot study. Clin Oral Implants Res, 2010, 21(5):504–512.

[60] Renvert S, Lessem J, Dahlén G, et al. Topical minocycline microspheres versus topical chlorhexidine gel as an adjunct to mechanical debridement of incipient peri-implant infections: a randomized clinical trial. J Clin Periodontol, 2006, 33(5):362–369.

[61] Hallström H, Persson GR, Lindgren S, et al. Systemic antibiotics and debridement of peri-implant mucositis. A randomized clinical trial. J Clin Periodontol, 2012, 39(6):574–581.

[62] Korsch M, Robra BP, Walther W. Cement-associated signs of inflammation: retrospective analysis of the effect of excess cement on peri-implant tissue. Int J Prosthodont, 2015, 28(1):11–18.

第4章

种植体周围炎

4.1 前　言

种植修复已被证明是一种预后非常好的治疗方式。自从种植修复技术诞生后，其普及率和应用范围呈指数增长，相应地，种植体周围生物并发症的范围和发生率也出现了增长。由于文献中使用的术语不一致，很难正确利用已发表的数据来预估生物并发症的发生率。1993 年，在第一次欧洲牙周病研讨会上，明确定义了"种植体周围黏膜炎"和"种植体周围炎"（图 4.1 和 4.2）。种植体周围炎被定义为种植体周围的炎症过程，包括软组织炎症和支持骨组织的丧失[1]。这是菌斑负荷与宿主免疫反应平衡发生紊乱的结果。

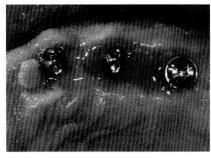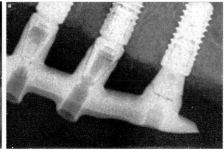

图 4.1　种植体周围软组织炎症明显，尤其是中间的种植体周围。然而，相应的影像片未显示任何支持骨吸收的迹象

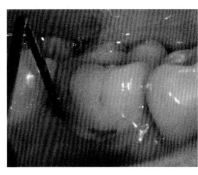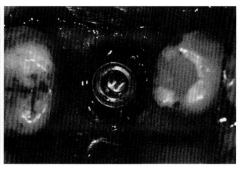

图 4.2　牙周探诊深度深，伴有探诊出血、溢脓，诊断为种植体周围炎。通过影像片观察到明显的骨吸收，经翻瓣后，临床上可见环绕种植体四周的骨下缺损

种植体周围炎的临床表现为软组织炎症，红肿、探诊出血，可伴有溢脓。其中，影像学检查显示骨吸收是最主要的诊断依据。种植体周围炎是种植体周围所发生的生物并发症中非常常见的一种。

4.2　病因学

细菌生物膜已被证实是引起牙周组织炎症性病变的主要原因。一些动物实验已经证实了种植体周围炎性病变的发生机制[2-3]。有证据表明，在种植体周围炎的初期和进展过程中可发现与牙周病相同的一系列表现。

种植体周围组织对细菌性损伤（生物膜形成）的反应在数量和强度上与天然牙齿相似。这将会最终导致骨结合的完全丧失和植入失败（图 4.3a、b）。同时还发现，种植体和天然牙对已形成的生物膜也有相似的反应，均表现为炎症浸润增加和胶原大量流失。种植体周围黏膜炎在炎性因子向根方浸润迁移方面明显比天然牙更为严重，病损范围更大[4]。

多个因素可影响种植体周疾病的进展（表 4.1）。在纵向研究中，确定了一个因素的负面影响，该因素就被认定为种植体周疾病进展的一个危险因素；而在回顾性和横断面研究中发现的影响种植体周疾病进展的因素，则只能被认定为风险因素。

4.2.1　牙周病史

牙周疾病的发展最终可能导致牙齿脱落，然后通过种植修复缺失的牙齿（图 4.4）。

表 4.1　与种植体周围炎流行和进展相关的病因

牙周病史
吸烟史
口腔卫生不良
糖尿病
遗传因素 – 白介素 –1 多态性
饮酒
种植体表面
𬌗创伤
角化组织
医源性因素

改编自 Heitz-Mayfield LJA. Peri-implant diseases: diagnosis and risk indicators. J Clin Periodontol, 2008, 35（Suppl. 8）: 292–304

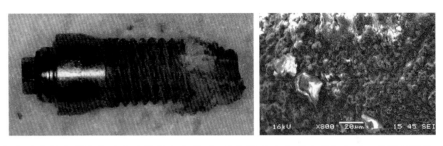

图4.3 在这颗种植体周围发现明显的菌斑和结石。植体被完全包裹在软组织中，并因明显松动被移除，在失败种植体的粗糙表面上发现已形成的生物膜

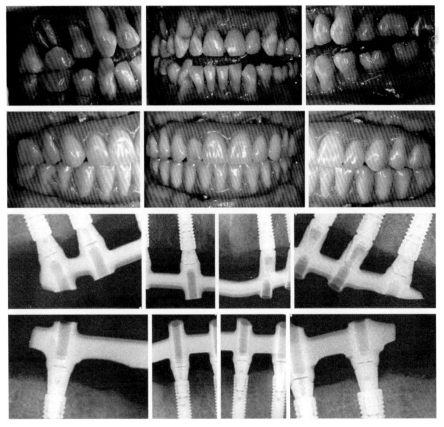

图4.4 因慢性牙周炎而导致牙列缺失的患者，采用种植支持式全口义齿。在种植修复治疗前制定了严格的维护计划。治疗后1年，种植体周围组织健康，影像片中骨水平维持稳定

正如 Heitz-Mayfield 和 Huynh BA[5] 所定义，种植体存活是指伴或不伴并发症的种植体的存留，种植体成功是指无任何并发症的种植体的存留。为了确定牙周疾病史对种植体存活和成功的影响，已经进行了大量的研究[7-15]。有证据表明，与健康对照组相比，有牙周疾病病史的患者更容易发生种植体周围骨质丧失[6]。

Van der Weijden[7] 的一篇系统综述指出，从长远来看，有牙周病治疗史患者的种植

体存活率和周围骨丧失状况可能与牙周健康者不同。另一篇荟萃分析 [8] 结论指出，有牙周病治疗史的患者种植体周围炎和种植体边缘骨吸收的发生率更高。

Karoussis 等人 [9] 评估了有牙周炎病史患者种植修复的短期（小于 5 年）和长期（大于 5 年）生存率和成功率。该综述指出，有牙周病治疗史患者的植入种植体与牙周健康者的植入种植体具有相似的生存率。有牙周疾病病史的个体，其种植体周围炎的发生率显著增高，探诊深度更深，种植体周围骨吸收增加。Quirynen 等人的另一项系统综述证实了晚期种植体失败和种植体周围骨吸收也存在相同现象 [10]，尤其是植体表面非常粗糙和无法定期维护的患者。对于未接受定期维护治疗的患者，晚期种植体失败率要高出 3 倍。

Klokkevold 和 Han[11] 认为，有牙周病治疗史患者（95%）与无牙周病史患者（97.1%）种植体的存活率没有显著差异。然而，这项研究表明，按照种植体周围组织的不良结果评价，有牙周病治疗史患者的种植成功率明显较低（牙周健康者成功率则较之高 11.05%）。

更近的两项系统综述评估了有牙周病病史患者种植体的存活率和成功率。Zangrando 等人 [12] 分析了有牙周病病史患者种植体长期（>5 年）生存率和成功率。作者指出只要牙周病得到正确的治疗，并且患者按时维护，对于有牙周病病史的患者，种植治疗是可以成功的。该研究表明，10 年随访种植体存活率达 92.1%。然而，探诊出血和种植体周袋深度增加与种植体周围炎的发生直接相关。此外，不遵守牙周维护计划和吸烟对种植体的最终结果有负面影响。另一项系统综述报道，有牙周病治疗史患者的种植体具有较高的生物并发症和种植体丧失率 [13]。此外，吸烟和缺乏牙周维护对种植成功有负面影响。这篇综述表明，牙周炎持续发作的患者发生生物并发症的可能性要比牙周炎成功治疗后的患者高出 4 倍。另外，与慢性牙周炎患者或健康人相比，侵袭性牙周炎患者接受种植治疗时，种植体存活率和成功率的趋势明显较低。

最近的一项研究系统地评估了多篇文献，以确定侵袭性牙周炎病史对种植治疗的影响 [14]。该综述的结果表明，侵袭性牙周炎的影响取决于报告的"最终检测结局"。与健康或慢性牙周炎患者相比，侵袭性牙周炎患者以"种植体存活率"作为最终结局时没有发现显著差异。然而，当将"种植失败"视为最终结局时，把侵袭性牙周炎组与健康和慢性牙周炎组分别进行比较时，发现植入失败的风险比分别为 4.00 和 3.97。作者总结：由于侵袭性牙周炎患者植入失败的样本量较小，这些数字应该谨慎解读。该综述还表明，与有慢性牙周炎病史的患者相比，有侵袭性牙周炎病史患者的种植体发生了更多的边缘骨吸收（0.28mm *vs* 0.43mm）。作者建议谨慎解释这一事实，因为它可能在临床上并不明显。

牙周炎缺牙的患者，种植体和上部修复结构的存活率很高。种植体周围炎的高发生率可能会危及种植治疗的持久性。易患牙周炎的患者进行种植治疗不是禁忌，但是要有足够的菌斑控制并实施个性化的维护计划 [15]。

4.2.2 吸 烟

吸烟应被视为种植体长期存活和维持的危险因素。一项系统回顾和荟萃分析 [16] 表明，与不吸烟者相比，吸烟可能显著影响种植体的存活率，与种植体相关和患者相关的比值比分别为 2.25 和 2.69。当吸烟者（比值比 3.61）与不吸烟者（比值比 2.15）相比时，之前曾行骨增量术的植入位点显示出更高的种植失败风险。此外，与不吸烟的个体相比，吸烟的生物并发症，如种植体周围组织炎症和种植周围边缘骨吸收的发生率更高。

相比之下，研究表明最近的微粗糙表面植体可显著降低吸烟者的种植失败风险，比值比为 1.49 [17-18]。因此，种植体表面处理可能对吸烟者种植体的存活起到一定作用。吸烟对机械加工、钛等离子喷涂（TPS）和羟基磷灰石涂层（HA）处理种植体表面生物并发症的发生有负面影响 [19]。然而，将颗粒喷砂和酸蚀（SLA）、阳极氧化（TiUnite）和双酸蚀（Osseotite）的种植体表面进行比较时，发现吸烟对种植体周围的边缘骨吸收没有显著影响 [20]。

接受种植治疗的患者应充分了解吸烟对种植体及其整体健康状况的潜在负面影响。新的微粗糙表面对种植体存活和种植体周围边缘骨水平的积极影响应进一步研究，通过更多的研究，并通过更充分的、更长期的证据在大样本量进一步确认。

4.2.3 口腔卫生不良或缺乏维护

大量证据表明，口腔卫生不良与种植体周围边缘骨吸收增加有关（图 4.5）。在一项巴西患者的流行病学研究中，菌斑指数较高（>2）的受试者发生种植体边缘骨丧失的可能性比菌斑指数较低的受试者高 14.3 倍 [21]。在另一项前瞻性研究中，种植体周围炎的治疗过程中，48% 的种植修复患者口腔卫生不合格 [22]。

缺乏常规的种植体卫生维护也与种植体周围边缘骨吸收发生率增加有关。

4.2.4 糖尿病、饮酒和遗传因素白介素 –1（IL–1）多态性

有限的证据表明糖尿病、饮酒或基因多态性会对种植体周围组织健康产生负面影响，并导致种植体周围骨丧失。尽管糖尿病患者种植失败的风险可能增加 [23]，但只有一项研究表明，糖尿病患者可能会增加种植体周围炎的风险 [21]。同样，只有一项研究表明，每天饮酒量超过 10g 的个体，可能会增加种植体周围骨丧失的风险。

Huyhn Ba 等人的系统综述 [24] 无法确定 IL–1 基因型状态是否与种植体周围炎相关。目前还不能证明 IL–1 基因多态性是种植体周围病的危险因素。

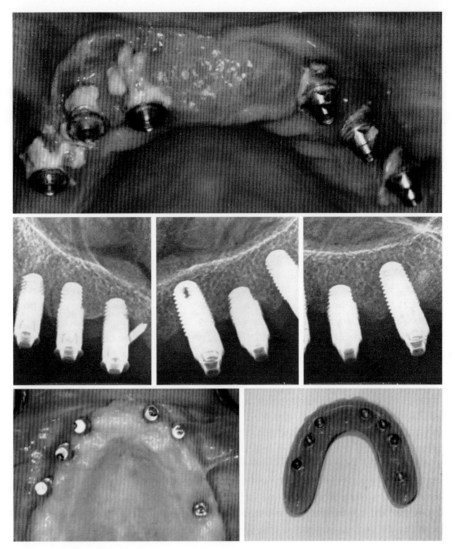

图4.5 由于入路有限,完全缺乏维护,口腔卫生不良,导致种植体周围严重炎症,种植体周围软组织和硬组织丧失。在种植体周治疗过程中,为最大限度地进行口腔卫生和种植体维护,两颗种植体被替换,固定义齿被调整成为活动义齿

4.2.5　种植体表面

种植体表面特征可决定组织对种植体的反应[25]。种植体表面特性,如粗糙度和化学处理,已被证明在种植体周围骨吸收的进展中起到作用。最初的 Branemark 植体具有 0.5~1.0μm 粗糙度(Sa)的机械加工表面,是研究最广泛的植体。表面粗糙的种植体(Sa>2.0μm 的 TPS 和 HA 涂层)具有良好的骨反应,骨结合更快。然而,表面粗糙的种植体的种植体周围炎的发生率更高,边缘骨吸收的进展更快。另一方面,在一项 5年的随访中,中等粗糙表面的植入物(Sa 1.0~2.0μm,目前应用于大多数种植体,TiO Blast,SLA,TiUnite,Fralit-2)没有显示出种植体周围炎的发生率和边缘骨吸收水平

的增加 [26]。然而，在 Berglundh 等人的动物研究中 [27] 表明，如果不治疗，中等粗糙表面植体（SLA 表面）的种植体周围炎进展比光滑表面种植体更为明显。在另一项动物比较研究中，实验性诱导的种植体周围炎可发生在具有不同几何形状和表面处理的种植体中 [28]。在具有阳极化表面的种植体上（TiUnite），种植体周围的边缘骨吸收更为明显。在 Wenstrom 等人的一项随机对照临床研究中 [29]，对患者行种植体支持固定局部义齿治疗，随访 5 年。该项研究表明，具有中等粗糙表面（TiO Blast, Sa 为 1.5μm）的种植体在使用 5 年后与机械加工表面种植体的边缘骨水平相似。同时，中等粗糙表面的种植体与机械加工表面的种植体相比，种植体周围骨吸收情况也类似。

4.2.6　殆创伤

文献报道殆创伤对种植体周围骨吸收影响的争议很大。Isidor[30, 31] 早期在动物模型的研究表明，施加过大的负荷后，种植体植入 4.5~15.5 个月，就可以观察到骨结合丧失和种植体动度（图 4.6）。在对照组种植体上可发生菌斑积聚，并发现边缘骨吸收平均约为 1.8 mm。然而，这些研究中应用的殆创伤模型并不能反映实际的临床情况。

然而，最近的组织学观察表明，在没有种植体周围炎的情况下，殆创伤不会影响种植体周围的骨水平或骨与种植体的骨结合 [32]。在该研究中，使用的殆创伤模型与临床更为接近，其使用种植体支持全冠抬高咬合以增加种植体咬合负担（表 4.2）。然而，种植体周围组织有炎症时，殆创伤可能对种植体周围边缘骨水平有害。另一项在狗体内进行的研究中，使用了相同的殆创伤模型，结果表明，只有在种植体周围有炎症的情况下，殆创伤可能会加重种植体周围的骨吸收 [33]，当施加超过 3000 微应变的载荷时，能观察到种植体周围骨吸收。根据第三次 EAO 共识会议，尚没有一项研究评估过殆创伤对种植体周围骨的影响，也没有测量过种植体界面上的微应变量 [34]。

4.2.7　角化组织缺乏

文献中有关种植体周围角化黏膜（KM）量的讨论有很大的争议。有证据表明，角化黏膜可能不是维持种植体周围健康所必需的 [35]，也可能与种植体周围骨丧失无关 [36]。并且，尽管角化黏膜存在，种植体周围炎仍可能发生 [37]。早期的研究没有显示角化黏膜和附着黏膜宽度与种植成功率之间有任何相关性 [35]。通过软组织增量增加角化组织的宽度也并没有发现改善种植体成功率 [38]。

然而，最近的研究表明情况并非如此（图 4.7）。更宽的角化黏膜将更有利于硬软组织的保存 [39]，并且可能更有利于种植体的长期维护 [40]。此外，缺乏角化黏膜可能导致更严重的软组织萎缩和菌斑控制不良 [41]。因此，临床建议种植体周围保留 2mm 角化黏膜 [42]。

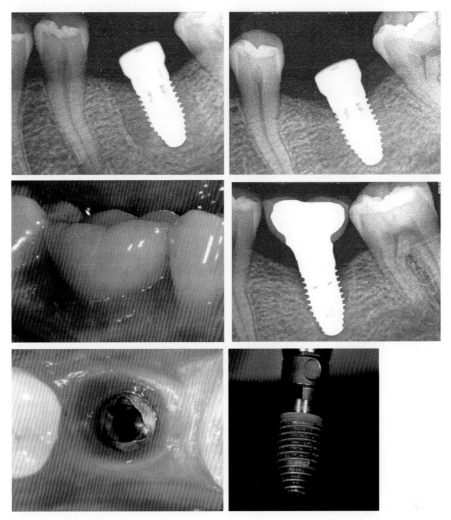

图4.6 在最终修复完成3个月后，该种植体骨结合完全失败。骨增量5个月后，种植体植入增量部位（牙槽嵴保存，左上第1张放射片）。植入4个月后，植体在35 Ncm的扭矩下表现稳定，二期复诊时骨水平正常（右上第2张放射片）。植入修复体3个月后，种植体开始松动并被拔除。X线片显示当时明显的骨丧失和周围低密度透射影

表 4.2　咬合过载荷对种植体周参数的影响

48 颗种植体	探针深度（mm）	边缘骨吸收（mm）	种植体 – 骨结合率（100%）
无载荷	2.5 ± 0.3	3.6 ± 0.4	73
过载荷	2.6 ± 0.3	3.7 ± 0.2	75

改编自 Louropoulou A, Slot DE, Van der Weijden F. Titanium surface alterations following the use of different mechanical instruments：a systematic review. Clin Oral Impl Res, 2012, 23: 643–658

4.2.8　医源性因素

种植体周围的硬组织变化也可能是由非细菌原因引起的。创伤性手术技术、种植体设计、种植体位置不良、修复体或基台松动只是导致种植体周围骨丧失的部分原因[43]。

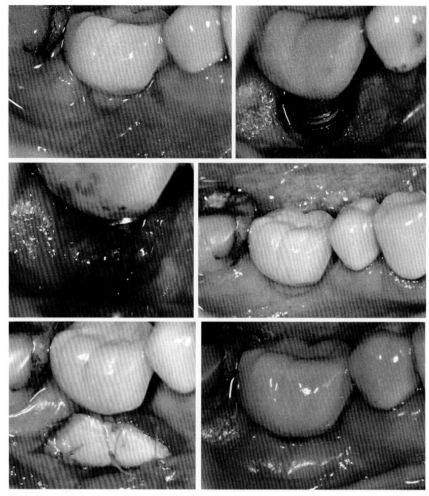

图 4.7 在该植体的颊侧无角化组织，观察到种植体周围的探测深度深。翻瓣后发现明显骨缺损。采用翻瓣术和种植体成形术清创，骨下缺损处行引导骨再生术。充分的愈合后，行软组织增量术，以提高种植体周围软组织的数量（体积）、质量（角化黏膜）

修复后残留在种植体周围组织中的粘接剂是最为广泛研究的导致种植体周围骨吸收的医源性因素（图 4.8）。在一项使用内窥镜观察的前瞻性研究证实了残留粘接剂与种植体周围病之间的正相关关系[44]。这项研究发现，通过内窥镜检测，81% 的种植体周围病患者与残留粘接剂有关。此外，74% 的病例在移除残留粘接剂后 30d 内没有发现种植体周围病症状。在种植体周围炎的病例中，多数市售粘接剂都无法通过影像检测到，这也许是粘接剂残留高发的原因[45]。另一项确认，残留粘接剂会诱导种植体周围发炎，进而导致种植体周围骨质丧失[46]。该炎症反应在有牙周病病史的患者中可能更加严重。此外，粘接剂残留量与修复体边缘的深度成正比[47]。因此，龈下边缘的修复体更有可能残留粘接剂。为了减少最终修复过程中粘接剂残留的发生，人们提出了不同的全冠粘接方法。同时，也可以选择螺丝固位修复。

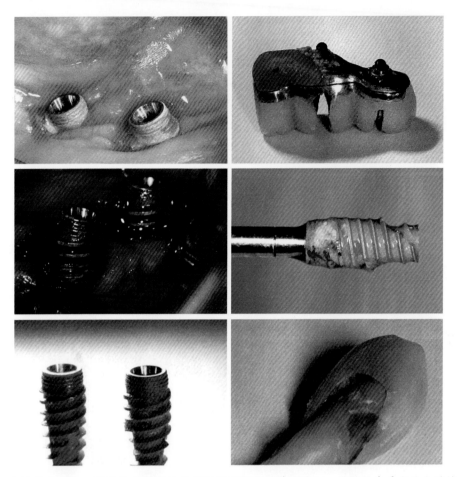

图 4.8 去除修复体后，下颌后两个种植体周围发现明显的菌斑堆积。种植体在骨水平上种植导致粗糙面暴露。这与不易清洁的修复体设计一道，引起显著的菌斑堆积，阻碍口腔卫生维护。翻瓣后，发现两个种植体周围有明显的骨丧失。种植体连同邻近近无治疗价值的第一前磨牙一起被拔除。在全冠边缘不密合处及种植体的粗糙面可发现大量的粘接剂

4.3 诊 断

种植体周围炎被认为是口腔种植体周围的一个炎症过程，包括软组织炎症和支持骨丧失 [48-49]。由于牙周炎与种植体周围炎的发病机制相似，因此必须使用类似的标准来诊断种植体周围炎 [50]。

4.3.1 探诊出血

探诊出血（BOP）被认为是健康和牙周稳定性的极好预测指标 [51]。BOP 的存在显示出有限的阳性预测价值，是牙周疾病进展的一个较弱标志。然而，种植体周围的探诊出血（图 4.9）相比牙齿周围具有更高的预测价值。Luterbacher 等人的研究

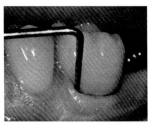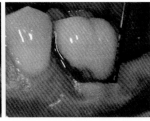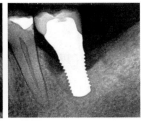

图 4.9　在种植体周围探诊深度较深。取下探针后不久，发现修复体周围的黏膜边缘出血。

表明 [52]：在超过 50% 的回访中，探诊出血阳性的种植体显示出 100% 的疾病进展。疾病进展的定义为 5 年内出现附着丧失 2.5 mm 或计算机辅助密度图像分析（CADIA）值为 −3.7。微生物试验显示与某些特定致病细菌匹配时，这些值的意义进一步加强 [52]。因此，种植体周围存在探诊出血可能是监测种植体周围组织健康稳定性的一个重要诊断参数。

4.3.2　探诊深度和影像学评估

评估种植体周围组织的健康状况是种植治疗长期成功的必须操作。对种植体周围组织进行探诊（0.25 N）是一种安全诊断种植体周围组织病变的方法。探诊时导致的种植体表面软组织附着破坏将在 5d 内完全恢复 [53]。Lang 等人 [54] 已经证明，种植体周围黏膜能够在种植体周围黏膜健康和种植体周围黏膜炎的情况下为基底骨提供良好的封闭。然而，在有种植体周围炎的情况下，探针尖端会进一步穿透至基底骨。因此，在种植体周围进行探查是监测种植体周围组织健康和诊断种植体周围病的一种有价值的工具。

多项研究表明，特定的探诊深度可能与种植体周围组织健康相关。然而，要注意地是，通常为达到最佳的结果，种植体低于牙槽嵴顶的种植位置是必要的，特别是在美学区域。这将最终导致更深的探诊深度，仅此一项并不认为是种植体周围病的症状。因此，在进行修复体连接时建立基线非常重要。未来探诊深度测量结果与基线进行比较可以确定是否健康或病理状态 [43]。

为检测后期种植体周围的骨丧失，建立基线对于影像学记录也是至关重要的。应在种植体和修复体连接后进行基线放射线片拍摄 [43]，因为在此时间点之前的骨丧失可能是由于医源性因素或愈合阶段的正常骨代谢所致。应尽量使这些放射线片标准化，使其垂直于种植体，并明确界定修复平台和种植体螺纹。种植体螺纹将作为今后诊断种植体周围骨缺损的参考点。

探诊深度增加、探诊出血时，建议拍取放射线片，与基线相比以确认是否存在进一步骨丧失的情况（图 4.10、图 4.11）。

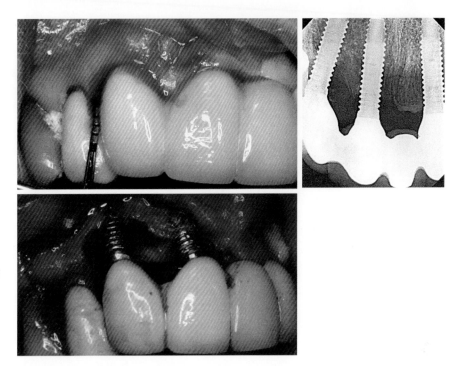

图 4.10　　在这些种植体周围深探诊后出现大量出血。在相应的放射线片上可以看到明显的骨丧失，在 #13 种植体的近中有可见明显吸收影像。翻瓣后证实影像学检查的结果。在术中图像中可以看到明显的骨丧失。两个种植体周围均发现环形骨丧失，最远中种植体出现骨下缺损

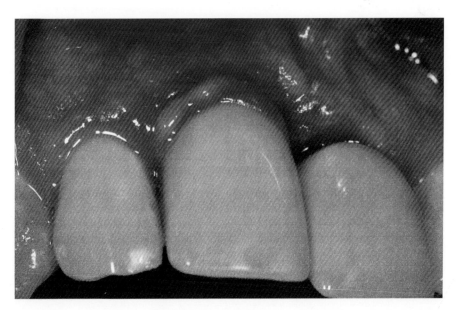

图 4.11　　该患者植入两颗种植体以替代中切牙。种植体松动、周围软组织严重发炎和自发性流脓

4.3.3 化 脓

探诊或无探诊流脓是种植体周围病的病理学表现（图 4.12）。化脓是指有活动性感染和病理变化的存在。因此，需要进一步的评价和治疗。

4.3.4 松 动

种植体周围炎未经治疗的最终结果就是种植体周围支持骨的丧失。由于种植修复体牙龈边缘周围的菌斑累积导致感染，骨丧失发生自冠部逐渐向根尖部延伸。因此，种植体松动意味着骨结合完全丧失和种植治疗的最终失败。

4.3.5 患病率

上述诊断参数对种植体周围病的诊断作用已广为接受。然而，在报告患病率时存在不一致。诊断种植体周围炎时缺乏统一的指导方针以及宽广的诊断阈值是产生这些差异的原因。此外，数据报告的水平（患者水平与种植体水平）促成了这种变化。在一项流行病学研究中，Koldsland 等人[55] 指出不同的诊断阈值将会产生不同的种植体周围病发生率。影响种植体周围病患病率的最重要参数是病理学阈值，因为它与探诊深度有关。当探诊深度阈值从 ≥ 4 mm 增加到 ≥ 6 mm 时，患病率发生最显著的变化。

在 Tomasi 等人[56] 的系统综述中，作者同意种植体周围病的患病率取决于诊断阈值，并且不存在确定的诊断标准。在有 5 项研究的荟萃分析中，经过谨慎的估计，在患者层面上报告的种植体周围病的患病率约为 10%，在种植体层面上报告的患病率约为 20%。然而，荟萃分析也指出缺乏统一诊断标准。

为了在诊断种植体周围炎时保持一致性，提出了不同的分类系统[58]，即根据骨缺损的严重程度对种植体周围炎进行分类（见第 1.3）。

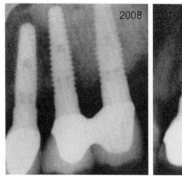
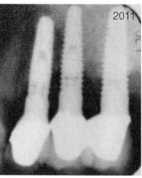
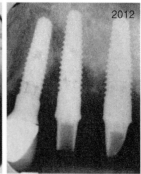

图 4.12 这三个种植体周围可见渐进性骨丧失。骨丧失在不同种植体周围有不同模式，在时间上则非线性发展

不幸的是，到目前为止，没有统一的种植体周围炎诊断标准被广泛接受。根据基线时的临床和影像学测量结果，潜在干预方案取决于病例长期的稳定性。

4.3.6 疾病进展

种植体周围病的进展已被广泛研究。大多数研究都采用了结扎诱导的种植体周围炎模型[3]，以诱导种植体周围骨丧失。牙周病变和种植体周病变之间最明显的区别在于：前者病变由于牙齿周围牙龈胶原纤维的结构而具有自我限制能力，后者则没有发现这一特征[59]。此外，结扎移除后，种植体周围仍有自发性骨丧失。不同研究评估了在结扎诱导的种植体周围炎中，结石积累期间不同种植体表面骨丧失进展情况（图4.12）[27, 60-61]。总体来说，研究共识认为：与光滑的种植体相比，种植体周围炎在粗糙的种植体表面进展更快。比较不同粗糙表面[60]时，不同粗糙种植体表面之间没有统计学意义上的差异。然而，该分析发现阳极化表面种植体的炎症更加严重。

一项纳入487例种植体周围炎种植体的队列研究报告了种植体周围骨丧失的模式[62]。种植体周围骨丧失呈非线性模式，随着时间的推移，骨丧失率增加。在这项研究中，种植体周围炎骨丧失的模式表现出个体间发展的差异性和个体内的相似性。

4.4 治疗方案

由于牙周病和种植体周围病的病因和诊断有许多共同特点，前者类似的治疗策略和治疗方式也适用于后者的治疗[63]。种植体周围炎治疗的最终目标是建立无炎症的种植体周围软组织，消除所有菌斑滞留因素，防止进一步的骨质流失[64]。此外，治疗的目的是为长期种植体周围组织的健康提供适当的口腔卫生途径。

4.4.1 清除病因

一旦诊断出种植体周围炎，应彻底评估种植体周围组织以及相应的修复体，以确定所有局部原因。可能引起种植体周围炎发生和进展的系统和环境因素也应予以确认。控制和（或）消除这些因素对于治疗成功和维持预期结果至关重要。

4.4.2 种植体周围炎的非手术治疗

尽管非手术清创术已被证明对种植周围黏膜炎的治疗有效，但单独用于治疗种植体周围炎时效果有限。文献证明，在机械清创术中添加局部抗菌剂可对种植体周围组织指标产生一定改善作用[65]。最近的一项系统综述评价了不同治疗方案消退种植体周围炎患者炎症的成功率[64]。尽管大多数治疗方案显示种植体周围组织指标有所改善，但

18%~89% 的种植体在其非手术治疗后仍出血。这种类型的治疗可能更适合于美学区域，在这些区域，外科手术则会导致种植体螺纹暴露和美学不佳[66]。激光治疗或光动力疗法被证明在至少 6 个月的时间内有效地减少了炎症，但它们对探诊深度和附着水平的影响可忽略不计[67]。非手术治疗完成后，需要密切随访 1~2 个月，以便重新评估种植体周围指标[68]。

4.4.3 种植体周围炎的外科治疗

4.4.3.1 表面净化

由于非手术治疗方式的疗效有限，通常需要手术干预。种植体周围炎的外科治疗目的是阻止种植体周围骨丧失，并通常促进骨缺失的再生。手术成功的主要决定因素是暴露的种植体表面的净化。这一任务通过机械清创进行，通常结合化学消毒和种植体表面修饰（图 4.13）。对文献的系统综述表明，种植体表面净化没有特效的化学剂（表 4.3）[69]。另一项系统性综述论述了各种器械对牙科种植体表面粗糙度变化以及它们修复体部件的影响[70]（表 4.4）。根据这一分析，光滑表面种植体和种植体修复体部件应使用非金属工具（非金属刮匙和非金属动力驱动的尖端）进行处理，因为这些工具可以保持种植体表面光滑，减少种植体表面粗糙度。另一方面，用金属器械（动力驱动和刮匙）处理种植体暴露的粗糙表面可降低其粗糙度。这是由于工具撕裂或刮掉部分 TPS 表面，或降低 SLA 表面的高度所造成的。

最近一篇综述分析了不同种植体表面净化方案及治疗结果的相互关系[71]。由于数据的异质性，没有一种方法被证明更好。有趣的是，主要影响手术结果的因素是适当的

表 4.3　种植体表面净化剂

磨蚀浮石
空气（喷砂）粉末（碳酸氢钠、甘氨酸等）
洗必泰
柠檬酸
地莫匹醇
乙二胺四乙酸
过氧化氢
激光治疗
光敏作用
生理盐水

改编自 Claffey N, Clarke E, Polyzois I, et al. Surgical treatment of peri-implantitis. J Clin Periodontol, 2008, 35（Suppl. 8）： 316-332

表 4.4 种植体表面机械清创用仪器

非金属器械	金属器械
刮匙 / 超声波 · 塑料 · 碳 · 加固树脂 · 非加固树脂	刮匙 / 超声波 · 不锈钢 · 钛 · 镀金
空气喷砂	车针：硬质合金 / 金刚石
带 / 不带研磨膏的橡胶杯	金刚石抛光杯

改编自 Louropoulou A, Slot DE, Van der Weijden F. Titanium surface alterations following the use of different mechanical instruments： a systematic review. Clin Oral Impl Res, 2012, 23: 643–658

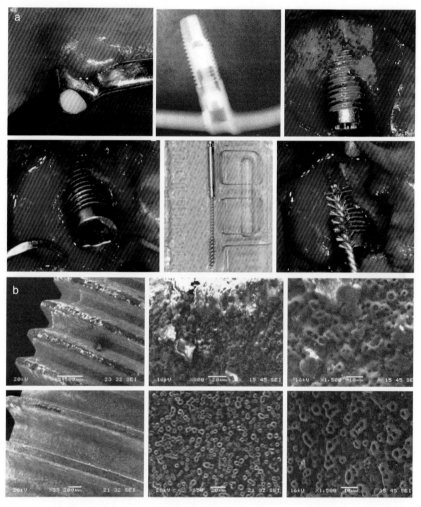

图 4.13　a. 种植体周围有明显的炎症并伴有影像学骨丧失。翻瓣后，发现种植体周围有明显的骨丧失，计划去除种植体。使用钛微刷清洁暴露的种植体表面的远中部分。去除种植体后立即对其行显微镜检查。b. 显微镜检查显示污染种植体表面存在细菌生物膜。用钛微刷处理的种植体区域表面干净粗糙，没有细菌生物膜

净化入路、骨缺损形态、骨替代移植物以及生物膜的应用。

激光治疗也被用来辅助净化暴露的种植体表面并促进种植体周围骨的再生。使用多种不同波长的激光装置，其中 Er：YAG 激光器被广泛研究。最近一篇旨在总结种植体周围炎治疗方案大进展的系统综述指出，激光在治疗种植体周围炎过程中未见明显进展[72]。另一个系统的综述和荟萃分析表明：由于数据有限，与传统治疗方式相比，激光在治疗种植体周围炎中的应用并不优越[67]。现有的证据一致表明：更精心设计的临床试验，更长的随访时间，对于验证激光治疗种植体周围病是必要的。

4.4.3.2 手术干预方式

对于种植体周围炎的外科治疗，提倡采用多种手术方法，干预的选择可能很大程度上取决于种植体周围骨缺损的形态[73-74]（表 4.5）。

外科手术的主要目的是清洁被污染的种植体表面（图 4.14）。然而，翻瓣手术在治疗种植体周围炎方面的疗效有限。在一项前瞻性研究中，对诊断为种植体周围炎的口腔种植体进行翻瓣手术和骨修整术。经过 2 年的随访，50% 的种植体呈现无炎症。然而，在这项研究中，42% 的种植体在治疗后显示出种植体周围炎的症状，其中 7 个种植体因大量骨丧失而被拔除[75]。在另一项研究中，对伴有种植体周围炎的种植体采用翻瓣手术、骨修整术和种植体成形术进行治疗。尽管种植体成形术似乎是更激进的种植体表面净化方法，但它可能会产生积极的治疗效果[76-77]。

最近的一项荟萃分析评估了外科干预治疗种植体周围炎的疗效[78]。结果表明，手术干预可使探诊深度平均减少 2~3mm。与单纯的入路手术相比，种植体成形术似乎能产生更好的效果（图 4.15）。骨移植或引导骨再生治疗治疗骨缺损可获得平均约 2mm 的放射学水平骨增量（图 4.16）。这篇综述得出的结论是：文献中最好的治疗结果出现在使用非常复杂的种植体表面净化方案的研究中，以及那些联合使用骨移植物与骨形态发生蛋白的研究中。然而，因为屏障膜暴露的风险很大并可能会影响最终结果，使用屏障膜可能不会带来显著的优势。

表 4.5　外科手术决策表

诊断	手术干预措施
牙龈黏膜缺损伴有骨开窗或裂开	膜龈治疗法（见第二章）
轻度 / 中度水平骨丧失	带或不带种植体成形的根尖定位翻瓣骨手术
垂直骨丧失包括骨下缺损、漏斗状三壁不含一至二壁缺损	骨移植有或无可吸收膜 引导骨再生（不可吸收膜和自体骨）
垂直和水平联合骨丧失	引导骨再生（不可吸收膜和自体骨）
缺乏骨结合或骨丧失超过种植体的 50%	拔除、再生和种植体修整

引自 Parma-Benfenati S, Roncati M, Tinti C. Int. J Periodontics Restorative Dent, 2013, 33：627–633

　　最近的一次系统性综述指出：大多数关于种植体周围炎外科治疗的研究都被认为具有较高的偏倚风险[64]。尽管在大多数临床试验中报告了良好的结果，但 13%~53% 的口腔种植体在外科治疗后仍存在探诊出血。成功的治疗结果的定义需要更加一致。因此，我们提出了一个 PD<5mm、无伴发性探诊出血、无进行性骨丧失的综合标准，将此标准作为进一步治疗的阈值[64]。

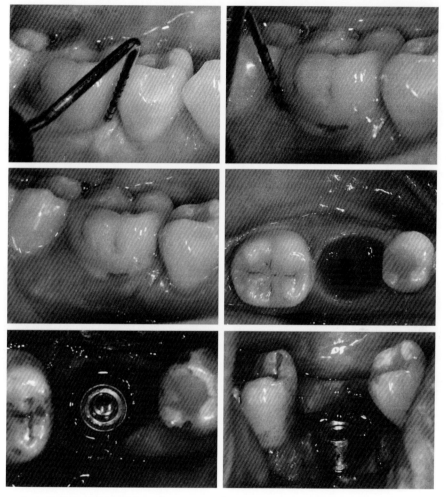

图 4.14　46 位点的种植体出现探诊深度加深、探诊出血和化脓。移除螺丝固位修复体，观察到明显发炎的种植体周围组织。翻瓣后发现一个环形骨缺损。进行了骨成形术和种植修整术。用克林霉素粉浆对处理后的种植体表面进行消毒，然后用过氧化氢冲洗。放置愈合基台，并将龈瓣根向复位。在 4 个月的愈合期后，颊 / 舌侧和近中 / 远中侧临床探诊深度分别为 2mm 和 4mm。移除愈合基牙后发现种植体周围无炎症软组织。更换了之前的螺丝固位修复体。戴牙时发现轻微的黏膜退缩。在 1 年的随访中（最后两张图），发现探诊深度 3mm，无黏膜退缩和炎症组织

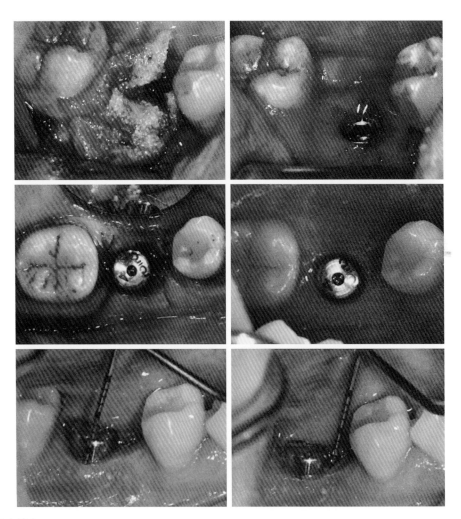

图 4.14（续）

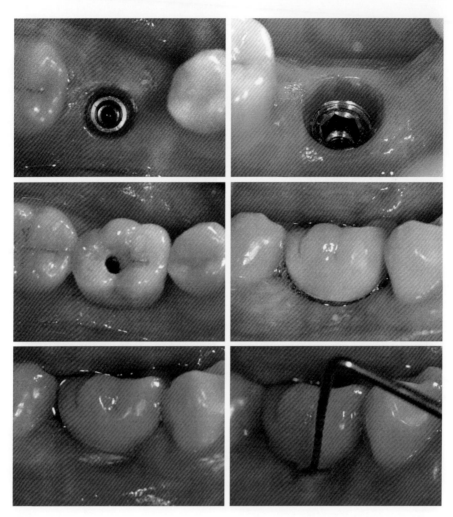

图 4.14（续）

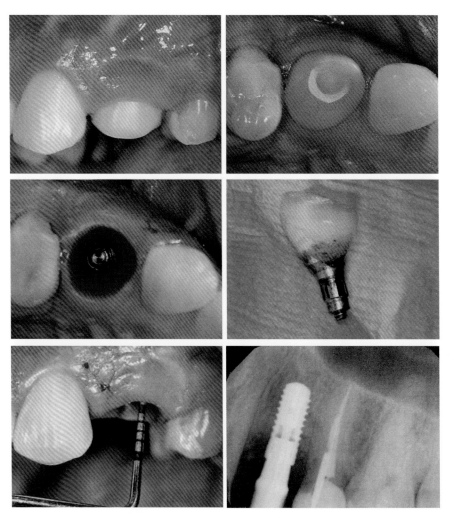

图 4.15　该种植体周围出现疼痛和明显的组织水肿。移除修复体后，种植体周围软组织明显发炎，临床探诊深度 9~10mm。修复体上菌斑和结石沉积。翻瓣后，发现种植体周围有大量肉芽组织。去除肉芽组织后，发现种植体周围以及与邻牙邻面约 4mm 的骨缺失。进行种植体成形术和骨成形术，过氧化氢净化种植体表面。放置愈合基台，并将龈瓣根向复位。在 4 个月的愈合期后，移除愈合基台，并重新评估种植体周围软组织。种植体周围软组织健康，经探查无出血。在种植体周围探诊，临床探诊深度均为 3mm。在充足的愈合期之后，新的种植支持修复被戴入。在 1 年的随访中，种植体周围组织探诊时无出血并且探诊深度正常。影像学检查显示整个愈合过程内骨水平稳定

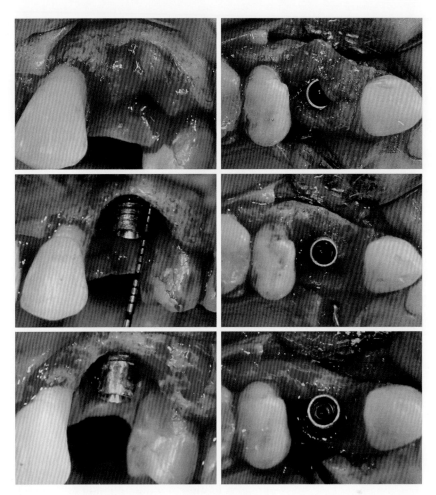

图 4.15（续）

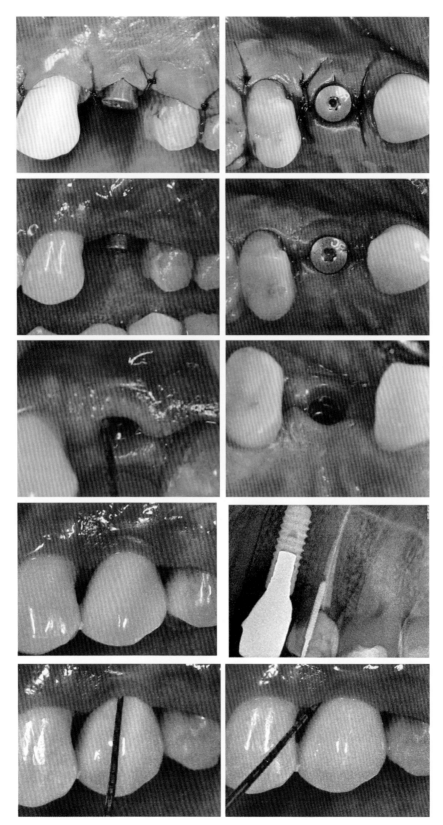

图 4.15（续）

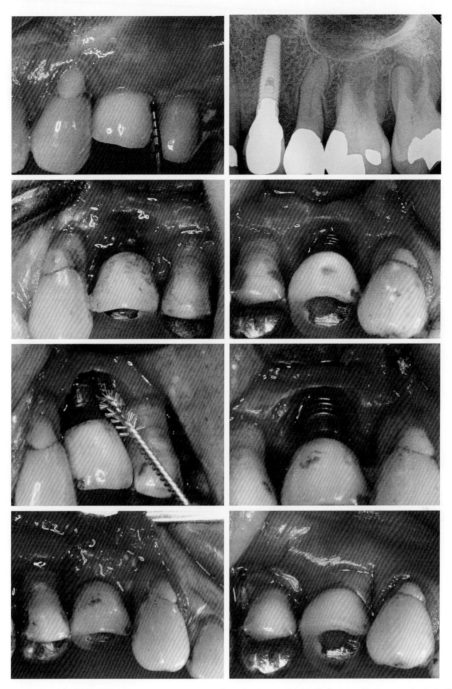

图 4.16　该种植体有种植体周围炎。临床和影像学证实种植体周围骨丧失。翻瓣后，去除肉芽组织，用钛微刷机械清创暴露的粗糙种植体表面。清创及种植体表面净化后，发现种植体周环形骨缺损。骨缺损用自体骨和冻干同种异体骨联合移植。龈瓣调整位置后围绕修复体紧密缝合

迄今为止，关于预防和治疗种植体周围病的现有证据存在高度偏倚、报告质量和结果指标不当[79]。临床和临床前研究都提供了不充分或缺失的信息[79-80]。由于在牙周疾病中广泛研究替代结果指标（如探诊深度、附着水平和牙龈退缩），上述指标经常被作为终点。然而，这些终点指标可能并不适合作为最终治疗效果进行比较。关于报告质量，文献一致认为，未来的研究必须遵循更严格的准则。

手术治疗方式的选择在很大程度上取决于骨缺损形态以及局部和系统因素。剩余的支持骨量将决定是进行治疗还是需要去除种植体。对于丧失超过 2/3 支持骨量的种植体应考虑移除（图 4.17）。此外，如果在种植体上部修复开始之前发现种植体周围有明显的骨丧失，也应考虑移除种植体。在进行种植体替换之前，需要重建缺损部位（图 4.18）。

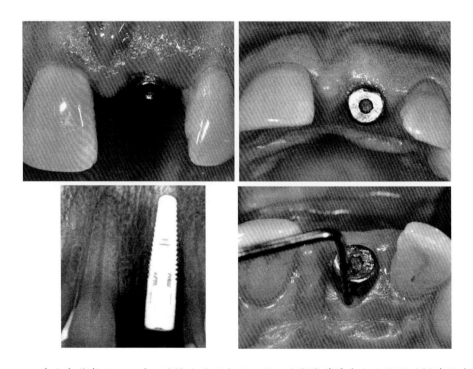

图 4.17 在上部修复开始之前，种植体周围发现了明显的影像学骨丧失和较深的探诊深度。翻瓣之后，发现种植体周围有明显的骨丧失，缺失长度占种植体总长度的 50% 以上。因此，我们计划移除种植体，并后续为将来再次植入种植体进行位点保存。使用牙科种植体移除工具，扭转并移除种植体。种植体移除后，发现一个明显的骨缺损，腭侧壁完全消失。种植体周围感染导致邻近侧切牙的骨丧失。如果不及时处理，种植体周围的骨丧失往往会影响邻近牙齿的预后。牙釉质基质衍生物（Emdogain Straumann®）涂于光滑牙根表面，用冻干同种异体骨移植（MTF 登士柏）和不可吸收的钛增强 D-PTFE 膜（Cytoplast®）重建缺损牙槽嵴。8 周后，膜被移除，伤口顺利愈合。愈合后，临床和影像学能观察到足够的牙槽嵴顶宽度。侧切牙近中面缺损完全愈合。植入标颈种植体（Straumann 4.1mm×10mm），随后安装临时修复体以进行软组织轮廓塑形。植入 4 个月后进行最终修复

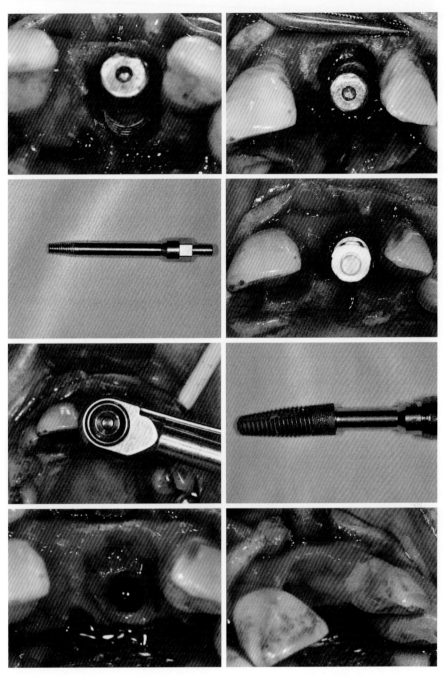

图 4.17（续）

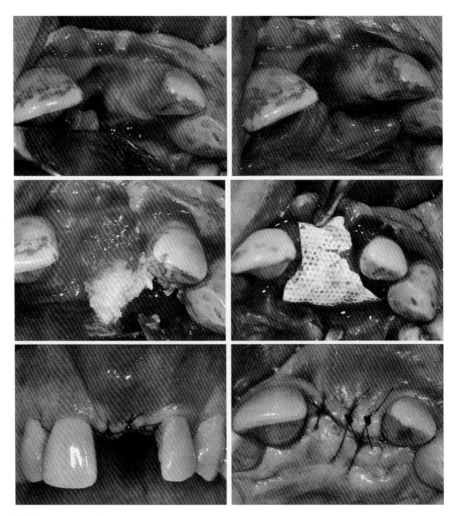

图 4.17（续）

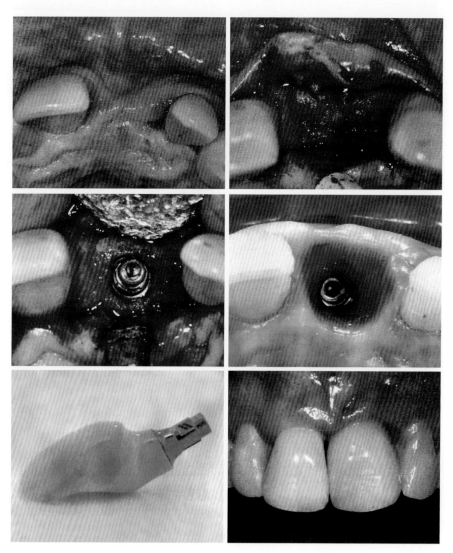

图 4.17（续）

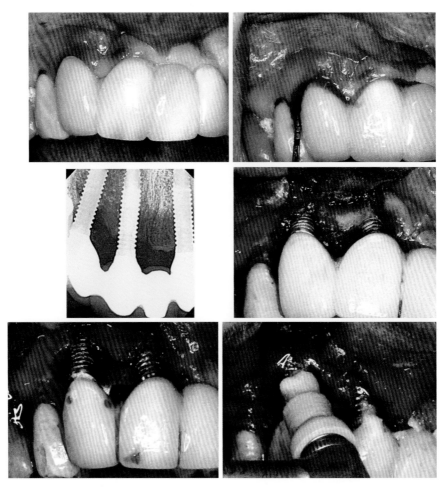

图 4.18 种植体周发现明显的炎症，较深的探诊深度和探诊出血。根尖周围的影像学显示在 11 和 13 位点处种植体周围有明显的骨丧失。翻瓣术后，发现大量肉芽组织。对缺损进行彻底清创，并通过机械（金刚石钻）和化学（四环素凝胶和过氧化氢）手段对暴露的粗糙种植体表面进行净化。在种植体表面净化后，在缺损处移植冻干同种异体骨移植物。覆盖胶原膜，龈瓣调整位置后围绕修复体紧密缝合。在最初的愈合阶段，炎症明显减轻。5 年随访中，种植体周围组织依然健康

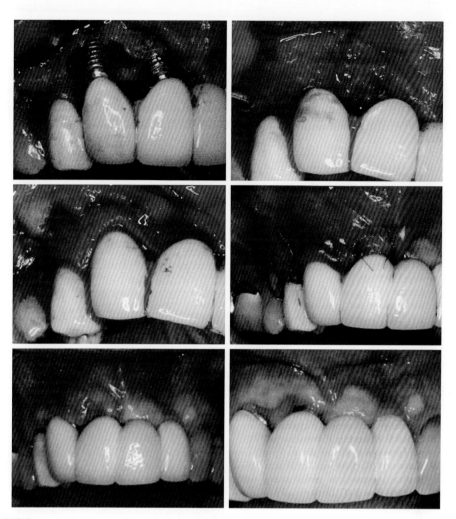

图 4.18（续）

4.5 小 结

随着口腔种植作为一种修复方式越来越普及，种植体周围并发症的发生率将持续增加。所有接受种植治疗的患者都应了解种植体周围并发症的可能性。良好的口腔卫生至关重要，因为它是大多数并发症的主要限制因素。当发现种植体周围探诊深度增加时，应进行影像学检查。当诊断为种植体周围炎时，应尽可能控制或消除所有病因。手术治疗方式的选择应取决于种植体周围骨缺损的量以及种植体周围骨缺损的形态。术后良好的口腔卫生对于维持种植体周围组织的健康至关重要。应实施个性化维护随访，直到所有种植体周围指标稳定并健康。

参考文献

[1] Albrektsson T, editor. Consensus report of session Ⅳ. Proceeding of the 1st European Workshop on Periodontology.[S.l.]: Quintessence Publishing Co., 1985.

[2] Berglundh T, Lindhe J, Marinell C, et al. Soft tissue reaction to de novo plaque formation on implants and teeth. An experimental study in the dog. Clin Oral Implants Res, 1992, 3(1):1–8.

[3] Lindhe J, Berglundh T, Ericsson I, et al. Experimental breakdown of peri-implant and periodontal tissues. A study in the beagle dog. Clin Oral Implants Res, 1992, 3(1):9–16.

[4] Ericsson I, Berglundh T, Marinello C, et al. Long-standing plaque and gingivitis at implants and teeth in the dog. Clin Oral Implants Res, 1992, 3(3):99–103.

[5] Heitz-Mayield LJ, Huynh-Ba G. History of treated periodontitis and smoking as risks for implant therapy. Int J Oral Maxillofac Implants, 2009, 24:39–68.

[6] Heitz-Mayield LJ. Peri-implant diseases: diagnosis and risk indicators. J Clin Periodontol, 2008, 35(8 Suppl):292–304.

[7] Van der Weijden G, Van Bemmel K, Renvert S. Implant therapy in partially edentulous, periodontally compromised patients: a review. J Clin Periodontol, 2005, 32(5):506–511.

[8] Schou S, Holmstrup P, Worthington HV, et al. Outcome of implant therapy in patients with previous tooth loss due to periodontitis. Clin Oral Implants Res, 2006, 17(S2):104–123.

[9] Karoussis IK, Kotsovilis S, Fourmousis I. A comprehensive and critical review of dental implant prognosis in periodontally compromised partially edentulous patients. Clin Oral Implants Res, 2007, 18(6):669–679.

[10] Quirynen M, Abarca M, Van Assche N, et al. Impact of supportive periodontal therapy and implant surface roughness on implant outcome in patients with a history of periodontitis. J Clin Periodontol, 2007, 34(9):805–815.

[11] Klokkevold PR, Han TJ. How do smoking, diabetes, and periodontitis affect outcomes of implant treatment? Int J Oral Maxillofac Implants, 2007, 22(7):173–202.

[12] Zangrando MS, Damante CA, Sant'Ana AC, et al. Long-term evaluation of periodontal parameters and implant outcomes in periodontally compromised patients: a systematic review. J Periodontol, 2015, 86(2):201–221.

[13] Sousa V, Mardas N, Farias B, et al. A systematic review of implant outcomes in treated periodontitis patients. Clin Oral Implants Res, 2016, 27(7):787–844.

[14] Monje A, Alcoforado G, Padial-Molina M, et al. Generalized aggressive periodontitis as a risk factor for dental implant failure: a systematic review and meta-analysis. J Periodontol, 2014, 85(10):1398–1407.

[15] Atieh MA, Alsabeeha NH, Faggion CM Jr, et al. The frequency of peri-implant diseases: a systematic review and meta-analysis. J Periodontol, 2013, 84(11):1586–1598.

[16] Strietzel FP, Reichart PA, Kale A, et al. Smoking interferes with the prognosis of dental implant treatment: a systematic review and meta-analysis. J Clin Periodontol, 2007, 34(6):523–544.

[17] Grunder U, Gaberthuel T, Boitel N, et al. Evaluating the clinical performance of the Osseotite implant: deining prosthetic predictability. Compend Contin Educ Dent, 1999, 20(7):628–33, 36, 38–40

[18] Kumar A, Jafin RA, Berman C. The effect of smoking on achieving osseointegration of surface-modified implants: a clinical report. Int J Oral Maxillofac Implants, 2002, 17(6):816–819.

[19] Peñarrocha M, Palomar M, Sanchis JM, et al. Radiologic study of marginal bone loss around 108 dental implants and its relationship to smoking, implant location, and morphology. Int J Oral Maxillofac Implants, 2004, 19(6):861–867.

[20] Aalam A-A, Nowzari H. Clinical evaluation of dental implants with surfaces roughened by anodic oxidation, dual acid-etched implants, and machined implants. Int J Oral Maxillofac Implants, 2005, 20(5):793–798.

[21] Ferreira S, Silva G, Cortelli J, et al. Prevalence and risk variables for peri-implant disease in Brazilian subjects. J Clin Periodontol, 2006, 33(12):929–935.

[22] Serino G, Ström C. Peri-implantitis in partially edentulous patients: association with inadequate plaque control. Clin Oral Implants Res, 2009, 20(2):169–174.

[23] Balshi TJ, Wolinger GJ. Dental implants in the diabetic patient: a retrospective study. Implant Dent, 1999, 8(4):355–359.

[24] Huynh-Ba G, Lang NP, Tonetti M, et al. Association of the composite IL-1 genotype with peri-implantitis: a systematic review. Clin Oral Implants Res, 2008, 19(11):1154–1162.

[25] Albrektsson T, Wennerberg A. Oral implant surfaces: part 1—review focusing on topographic and chemical properties of different surfaces and in vivo responses to them. Int J Prosthodont, 2004, 17(5):536–543.

[26] Albrektsson T, Wennerberg A. Oral implant surfaces: part 2—review focusing on clinical knowledge of different surfaces. Int J Prosthodont, 2004, 17(5):544–564.

[27] Berglundh T, Gotfredsen K, Zitzmann N, et al. Spontaneous progression of ligature induced peri-implantitis at implants with different surface roughness: an experimental study in dogs. Clin Oral Implants Res, 2007, 18(5):655–661.

[28] Albouy JP, Abrahamsson I, Persson LG, et al. Spontaneous progression of peri-implantitis at different types of implants. An experimental study in dogs. I: clinical and radio-graphic observations. Clin Oral Implants Res, 2008, 19(10):997–1002.

[29] Wennström JL, Ekestubbe A, Gröndahl K, et al. Oral rehabilitation with implant-supported ixed partial dentures in periodontitis-susceptible subjects. J Clin Periodontol, 2004, 31(9):713–724.

[30] Isidor F. Loss of osseointegration caused by occlusal load of oral implants. A clinical and radiographic study in monkeys. Clin Oral Implants Res, 1996, 7(2):143–152.

[31] Isidor F. Histological evaluation of peri-implant bone at implants subjected to occlusal overload or plaque accumulation. Clin Oral Implants Res, 1997, 8(1):1–9.

[32] Heitz-Mayield LJ, Schmid B, Weigel C, et al. Does excessive occlusal load affect osseointegration? An experimental study in the dog. Clin Oral Implants Res, 2004, 15(3):259–268.

[33] Kozlovsky A, Tal H, Laufer BZ, et al. Impact of implant overloading on the peri-implant bone in inflamed and non-inflamed peri-implant mucosa. Clin Oral Implants Res, 2007, 18(5):601–610.

[34] Klinge B, Meyle J. Peri-implant tissue destruction. The third EAO consensus conference 2012. Clin Oral Implants Res, 2012, 23(s6):108–110.

[35] Wennström J, Bengazi F, Lekholm U. The influence of the masticatory mucosa on the peri-implant soft tissue condition. Clin Oral Implants Res, 1994, 5(1):1–8.

[36] Chung DM, Oh T-J, Shotwell JL, et al. Significance of keratinized mucosa in maintenance of dental implants with different surfaces. J Periodontol, 2006, 77(8):1410–1420.

[37] Roos-Jansåker AM, Renvert H, Lindahl C, et al. Nine-to fourteen-year follow-up of implant treatment. Part III: factors associated with peri-implant lesions. J Clin Periodontol, 2006, 33(4):296–301.

[38] Strub J, Gaberthüel T, Grunder U. The role of attached gingiva in the health of peri-implant tissue in dogs. 1. Clinical indings. Int J Periodontics Restorative Dent, 1991, 11(4):317–333.

[39] Bouri A Jr, Bissada N, Al-Zahrani MS, et al. Width of keratinized gingiva and the health status of the supporting tissues around dental implants. Int J Oral Maxillofac Implants, 2008, 23(2):323–326.

[40] Kim B-S, Kim Y-K, Yun P-Y, et al. Evaluation of peri-implant tissue response according to the presence of

keratinized mucosa. Oral Surg Oral Med Oral Pathol Oral Radiol Endod, 2009, 107(3):e24–e28.

[41] Schrott AR, Jimenez M, Hwang JW, et al. Five-year evaluation of the influence of keratinized mucosa on peri-implant soft-tissue health and stability around implants supporting full-arch mandibular ixed prostheses. Clin Oral Implants Res, 2009, 20(10):1170–117.

[42] Adibrad M, Shahabuei M, Sahabi M. Significance of the width of keratinized mucosa on the health status of the supporting tissue around implants supporting overdentures. J Oral Implantol, 2009, 35(5):232–237.

[43] Peri-implant mucositis and peri-implantitis: a current understanding of their diagnoses and clinical implications. J Periodontol, 2013, 84(4):436–443.

[44] Wilson TG Jr. The positive relationship between excess cement and peri-implant disease: a prospective clinical endoscopic study. J Periodontol, 2009, 80(9):1388–1392.

[45] Wadhwani C, Hess T, Faber T, et al. A descriptive study of the radiographic density of implant restorative cements. J Prosthet Dent, 2010, 103(5):295–302.

[46] Linkevicius T, Puisys A, Vindasiute E, et al. Does residual cement around implant-supported restorations cause peri-implant disease? A retrospective case analysis. Clin Oral Implants Res, 2013, 24(11):1179–1184.

[47] Linkevicius T, Vindasiute E, Puisys A, et al. The influence of the cementation margin position on the amount of undetected cement. A prospective clinical study. Clin Oral Implants Res, 2013, 24(1):71–76.

[48] Periodontology AAo. Glossary of periodontal terms. Chicago, IL: American Academy of Periodontology, 2001.

[49] Zitzmann NU, Berglundh T. Deinition and prevalence of peri-implant diseases. J Clin Periodontol, 2008, 35(s8):286–291.

[50] Heitz-Mayield LJ, Lang NP. Comparative biology of chronic and aggressive periodontitis vs. peri-implantitis. Periodontol 2000, 2010, 53:167–181.

[51] Lang N, Nyman S, Senn C, et al. Bleeding on probing as it relates to probing pressure and gingival health. J Clin Periodontol, 1991, 18(4):257–261.

[52] Luterbacher S, Mayield L, Brägger U, et al. Diagnostic characteristics of clinical and microbiological tests for monitoring periodontal and peri-implant mucosal tissue conditions during supportive periodontal therapy (SPT). Clin Oral Implants Res, 2000, 11(6):521–529.

[53] Etter TH, Håkanson I, Lang NP, et al. Healing after standardized clinical probing of the periimplant soft tissue seal. Clin Oral Implants Res, 2002, 13(6):571–580.

[54] Lang N, Wetzel A, Stich H, et al. Histologic probe penetration in healthy and inflamed peri-implant tissues. Clin Oral Implants Res, 1994, 5(4):191–201.

[55] Koldsland OC, Scheie AA, Aass AM. Prevalence of peri-implantitis related to severity of the disease with different degrees of bone loss. J Periodontol, 2010, 81(2):231–238.

[56] Tomasi C, Derks J. Clinical research of peri-implant diseases–quality of reporting, case deinitions and methods to study incidence, prevalence and risk factors of peri-implant diseases. J Clin Periodontol, 2012, 39(s12):207–223.

[57] Mombelli A, Müller N, Cionca N. The epidemiology of peri-implantitis. Clin Oral Implants Res, 2012, 23(s6):67–76.

[58] Froum SJ, Rosen PS. A proposed classification for peri-implantitis. Int J Periodontics Restorative Dent, 2012, 32(5):533.

[59] Berglundh T, Zitzmann NU, Donati M. Are peri-implantitis lesions different from periodontitis lesions? J Clin Periodontol, 2011, 38(s11):188–202.

[60] Albouy JP, Abrahamsson I, Persson LG, et al. Spontaneous progression of ligatured induced peri-

implantitis at implants with different surface characteristics. An experimental study in dogs Ⅱ: histological observations. Clin Oral Implants Res, 2009, 20(4):366–371.

[61] Albouy JP, Abrahamsson I, Berglundh T. Spontaneous progression of experimental peri-implantitis at implants with different surface characteristics: an experimental study in dogs. J Clin Periodontol, 2012, 39(2):182–187.

[62] Fransson C, Tomasi C, Pikner SS, et al. Severity and pattern of peri-implantitis-associated bone loss. J Clin Periodontol, 2010, 37(5):442–448.

[63] Heitz-Mayield LJ. Diagnosis and management of peri-implant diseases. Aust Dent J, 2008, 53(Suppl 1):S43–S8.

[64] Heitz-Mayield LJ, Mombelli A. The therapy of peri-implantitis: a systematic review. Int J Oral Maxillofac Implants, 2014, 29(Suppl):325–345.

[65] Esposito M, Grusovin MG, Worthington HV. Interventions for replacing missing teeth: treatment of peri-implantitis. Cochrane Libr Syst Rev, 2012, (1):CD004970.

[66] Renvert S, Polyzois IN. Clinical approaches to treat peri-implant mucositis and peri-implantitis. Periodontol 2000, 2015, 68(1):369–404.

[67] Kotsakis GA, Konstantinidis I, Karoussis IK, et al. Systematic review and meta-analysis of the effect of various laser wavelengths in the treatment of peri-implantitis. J Periodontol, 2014, 85(9):1203–1213.

[68] Heitz-Mayield L, Needleman I, Salvi G, et al. Consensus statements and clinical recommendations for prevention and management of biologic and technical implant complications. Int J Oral Maxillofac Implants, 2014, 29:346.

[69] Claffey N, Clarke E, Polyzois I, et al. Surgical treatment of peri-implantitis. J Clin Periodontol, 2008, 35(s8):316–332.

[70] Louropoulou A, Slot DE, Van der Weijden FA. Titanium surface alterations following the use of different mechanical instruments: a systematic review. Clin Oral Implants Res, 2012, 23(6):643–658.

[71] Froum SJ, Dagba AS, Shi Y, et al. Successful surgical protocols in the treatment of peri-implantitis: a narrative review of the literature. Implant Dent, 2016, 25(3):416–426.

[72] Natto ZS, Aladmawy M, Levi PA Jr, et al. Comparison of the eficacy of different types of lasers for the treatment of peri-implantitis: a systematic review. Int J Oral Maxillofac Implants, 2015, 30(2):338.

[73] Schwarz F, Sahm N, Schwarz K, et al. Impact of defect coniguration on the clinical outcome following surgical regenerative therapy of peri-implantitis. J Clin Periodontol, 2010, 37(5):449–455.

[74] Parma-Benfenati S, Roncati M, Tinti C. Treatment of peri-implantitis: surgical therapeutic approaches based on peri-implantitis defects. Int J Periodontics Restorative Dent, 2013, 33(5):627.

[75] Serino G, Turri A. Outcome of surgical treatment of peri-implantitis: results from a 2-year prospective clinical study in humans. Clin Oral Implants Res, 2011, 22(11):1214–1220.

[76] Romeo E, Ghisoli M, Murgolo N, et al. Therapy of peri-implantitis with resective surgery. Clin Oral Implants Res, 2005, 16(1):9–18.

[77] Romeo E, Lops D, Chiapasco M, et al. Therapy of peri-implantitis with resective surgery. A 3-year clinical trial on rough screw-shaped oral implants. Part Ⅱ: radiographic outcome. Clin Oral Implants Res, 2007, 18(2):179–187.

[78] Chan H-L, Lin G-H, Suarez F, et al. Surgical management of peri-implantitis: a systematic review and meta-analysis of treatment outcomes. J Periodontol, 2014, 85(8):1027–1041.

[79] Graziani F, Figuero E, Herrera D. Systematic review of quality of reporting, outcome measure-ments and methods to study eficacy of preventive and therapeutic approaches to peri-implant diseases. J Clin Periodontol,

2012, 39(s12):224–244.

[80] Schwarz F, Iglhaut G, Becker J. Quality assessment of reporting of animal studies on pathogenesis and treatment of peri-implant mucositis and peri-implantitis. A systematic review using the ARRIVE guidelines. J Clin Periodontol, 2012, 39(s12):63–72.